FORSCHUNGSBERICHTE
DES WIRTSCHAFTS- UND VERKEHRSMINISTERIUMS
NORDRHEIN-WESTFALEN

Herausgegeben von Staatssekretär Prof. Dr. h. c. Dr. E. h. Leo Brandt

Nr. 577

Prof. Dr. med. Siegfried Ruff, Dr. med. Kurt Krieger,
Dr. med. Gerhard Schäfer, Dr. med. Wolfgang Hartwich
Dr. med. Otto Wünsche, Dr. med. Hans Braun, Dr. med. Harald Hansteen

Untersuchungen zur therapeutischen Anwendung des Sauerstoffmangels

1. Mitteilung

Als Manuskript gedruckt

Springer Fachmedien Wiesbaden GmbH

1958

ISBN 978-3-663-19922-9   ISBN 978-3-663-20266-0 (eBook)
DOI 10.1007/978-3-663-20266-0

Dieser Forschungsbericht erscheint gleichzeitig als Bericht Nr. 22 der Deutschen Versuchsanstalt für Luftfahrt e.V. im Westdeutschen Verlag, Köln und Opladen

Forschungsberichte des Wirtschafts- und Verkehrsministeriums Nordrhein-Westfalen

Gliederung

I. Einleitung und Aufgabenstellung (S. RUFF) . . . . S. 5

II. Über die Erfolge der Keuchhustenbehandlung in der
Klimakammer (K. KRIEGER) . . . . S. 11

III. Abwehrfermente (G. SCHÄFER) . . . . S. 21

IV. Über den Einfluß des Höhenaufenthaltes auf natürliche
und Immun-Hämagglutinine des Kaninchens (W. HARTWICH) . . S. 25
   1. Einleitung . . . . S. 25
   2. Allgemeiner Teil . . . . S. 26
   3. Der Vorgang der Agglutination . . . . S. 30
   4. Die quantitative Bestimmung der Hämagglutinine . . . S. 31
   5. Eigenes Nachweisverfahren . . . . S. 34
   6. Höhenversuche . . . . S. 38
   7. Diskussion der Ergebnisse . . . . S. 51
   8. Zusammenfassung . . . . S. 57

V. Das Verhalten der Blutlipase unter dem Einfluß der
Höhenwirkung (O. WÜNSCHE) . . . . S. 63
   1. Versuchsgang . . . . S. 66
   2. Versuchsergebnisse . . . . S. 67
   3. Zusammenfassung . . . . S. 73

VI. Der Einfluß des kurzfristigen Höhenaufenthaltes auf die
Bakterizidie des Serums (H. BRAUN) . . . . S. 75
   1. Allgemeiner Teil . . . . S. 75
   2. Methodischer Teil . . . . S. 81
   3. Eigene Ergebnisse . . . . S. 86
   4. Diskussion der Ergebnisse . . . . S. 92
   5. Zusammenfassung . . . . S. 97

VII. Über den Einfluß der Höhenwirkung auf das Bluteiweißbild
(H. HANSTEEN) . . . . S. 109
   1. Einleitung . . . . S. 109
   2. Versuchsanordnung . . . . S. 110
   3. Ergebnisse . . . . S. 111
   4. Besprechung der Ergebnisse . . . . S. 113
   5. Zusammenfassung . . . . S. 115

I. Einleitung und Aufgabenstellung

Von S. RUFF

Die Behandlung von Erkrankungen der Atemwege, insbesondere des Keuchhustens, durch Luftveränderungen ist schon vor Jahrhunderten ausgeübt worden. Der Engländer CULLEN [1] teilte schon vor 1750 mit, daß Ziehanfälle beim Keuchhusten durch einen Luftwechsel schneller geheilt werden. Auch französische Ärzte (BAILLON 1578 [1], CHALLAMEL [1] 1912 u.a.) berichteten über den günstigen Einfluß des Klimawechsels auf keuchhustenkranke Kinder. Die These REGNARDs [1] (Le Cure l'altitude), mit der er zu beweisen suchte, daß sich in einer Entfernung von 1 500 bis 2 000 m Höhe vom Erdboden kein Mikrob mehr befindet, hat dann wohl dazu geführt, den Höhenflug als Heilmethode (MATTER 1927 - "Straßburger Methode") zu verwenden. Die Erfolge dieser Heilflüge, die mit unterschiedlicher Aufstiegsgeschwindigkeit, Flughöhe und -dauer durchgeführt wurden, haben fast alle Autoren beim Keuchhusten als überraschend gut bezeichnet. Die starke Abhängigkeit der Flugbehandlung vom Wetter ließ bald die Unterdruckkammertherapie bzw. Klimakammertherapie als Ersatz für die Flugbehandlung in Anwendung kommen. Von zahlreichen Autoren, so u.a. von MAEDER [2], JOUNGBLOED [3], MORHARDT [4], CAPITUMMINO [5], KETTNER [6], GOERING [7], NAGEL [8], ROBER [9] ist in der Folgezeit immer wieder auf die außerordentlich guten Erfolge bei der Behandlung des Keuchhustens durch Höhenflüge oder entsprechende Klimakammeraufstiege hingewiesen worden. Der vergleichsweisen großen Zahl positiver Ergebnisse stehen nur wenige negative Beurteilungen von Autoren gegenüber, die in der Unterdruckkammer oder im Flugzeug das Behandlungsverfahren nachprüfen (z.B. CLAMANN und BECKER-FREYSENG [10]). Groß dagegen ist die Zahl jener, die ohne eigene Prüfung das Behandlungsverfahren zum Teil in ausgesprochen gehässiger Weise ablehnten. Die Ablehnung erfolgte früher vor allem wohl aus dem Grunde, weil die empirisch gefundenen Ergebnisse der Therapie nicht mit exakten wissenschaftlichen Methoden bewiesen werden konnten. Die Möglichkeit einer statistischen Sicherung des Erfolges der Behandlung des Keuchhustens ist nach unserer Ansicht durch die Arbeit von BAMBERGER und MENKE [11] gegeben, die als erste für den komplikationslos verlaufenden Keuchhusten statistisch einwandfreie Kurven über die Zahl der Hustenanfälle im Krankheitsverlauf gaben. Unsere Nachprüfung (KRIEGER [12]: "Über die Erfolge der Keuchhustenbehandlung in der

Klimakammer") [1]) ergab bei der Klimabehandlung im Vergleich mit den Werten von BAMBERGER und MENKE den eindeutigen Wert der Behandlungsmethode. Die Arbeit von KRIEGER ist nicht unwidersprochen geblieben. Die Einwände beziehen sich vornehmlich darauf, daß der Verfasser die "uralten" Werte von BAMBERGER und MENKE (1935) mit seinen eigenen in Beziehung setzt (HANSEN [13]) und eine unbehandelte Kontrollgruppe von der gleichen Epidemie fehlt. Die Kritiker übersehen, daß bei nahezu allen Veröffentlichungen über Keuchhustenbehandlung, z.B. mit Antibioticis, die Kontrollgruppe aus ärztlich verständlichen Gründen fehlt, sich die Autoren aber nicht einmal die Mühe gemacht haben, ihre Erfolge mit der Kurve von BAMBERGER und MENKE zu vergleichen. Daß diese Kurve einen vielleicht über jede Epidemie herausliegenden Wahrscheinlichkeitswert hat, läßt der Vergleich der Kurve von BAMBERGER und MENKE mit den Kurven im Bericht [14] des Unterkomitees für Keuchhusten der klinischen Versuchsgruppen für Antibiotica (nicht tuberkulöse Erkrankungen) Komitee des medizinischen Forschungsrates über Untersuchungen in den Jahren 1950/51 in England und Irland vermuten (Abb. 1). Nach der Arbeit von KRIEGER erschienen Veröffentlichungen über den Erfolg der Höhenflugbehandlung HARNACH [15] (Universitätskinderklinik Hamburg-Eppendorf), FRAENKEL [16] (Gothenburg) und WINDISCH [17] (Kinderklinik der Städt.Krankenanstalten Oldenburg i.O.) bestätigen wiederum den Erfolg der Höhentherapie bei Keuchhusten.

Auf Grund der statistischen Sicherung des Erfolges der Höhenbehandlung haben wir mit der experimentellen Klärung des Erfolges begonnen und vornehmlich diejenige Seite des möglichen Wirkungsmechanismus untersucht, die sich auf den Einfluß der Höhe auf das natürliche, unspezifische Reaktionsvermögen des Organismus bezieht. Es sei betont, daß alle in unserem Bericht zusammengefaßten Arbeiten am gesunden Tier durchgeführt wurden, ihre Ergebnisse also nicht ohne weiteres auf den kranken Menschen Anwendung finden können. Wir wählten diese Methode jedoch, um Hinweise zu bekommen, welche Untersuchungen am kranken Menschen Aussicht auf verwendbare Ergebnisse bieten.

Der von uns unternommene Versuch, mit Hilfe der bekannten ABDERHALDENschen Reaktion den Einfluß der Hypoxie auf die Bildung und Ausprägung

---

1. Für die Beratung bei Durchführung der Untersuchungen und Kontrolle der statistischen Methoden sind wir Herrn Dr. NEUHAUS, Med. Klinik, Universität Bonn (Leiter: Prof. MARTINI) zu Dank verpflichtet

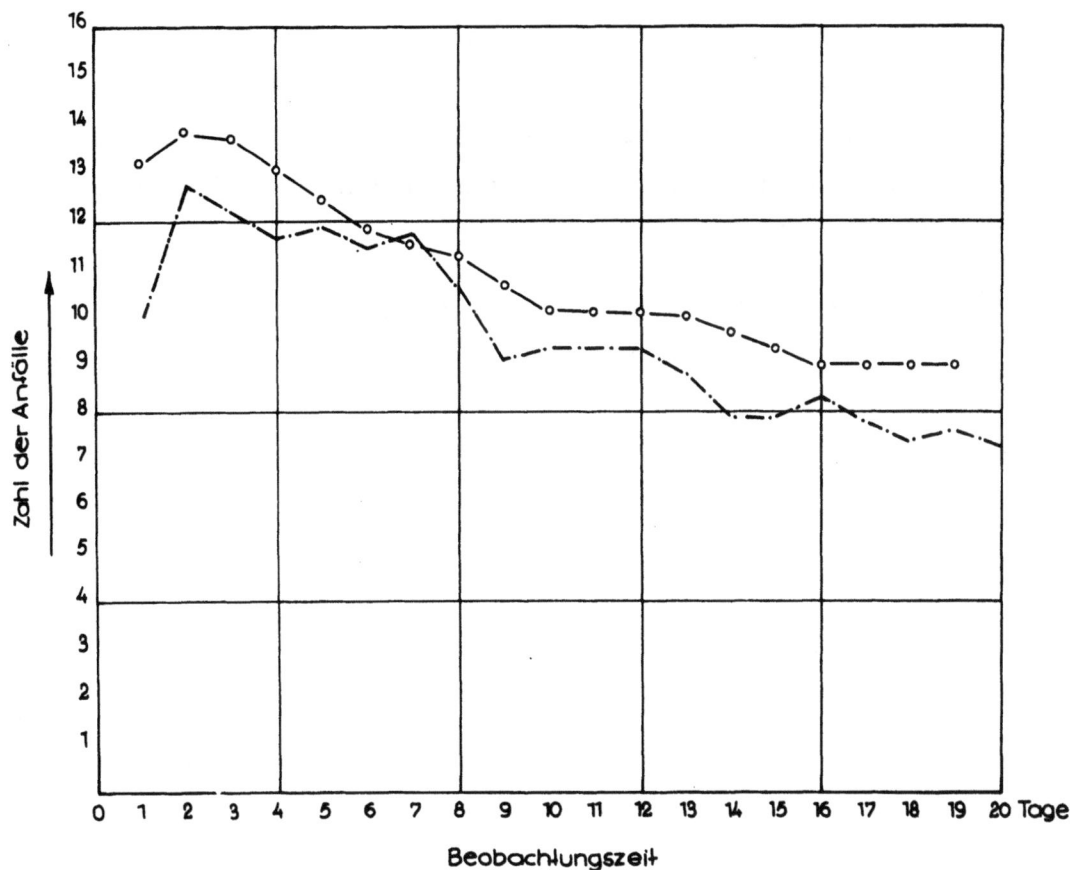

Abbildung 1
Verlauf des Keuchhustens
—o—o—o— Normalkurve BAMBERGER und MENKE
—·—·—·— Mittelwertkurve aus drei englischen Fallgruppen 1950 - 51

spezifischer <u>Abwehrproteinasen</u> nachzuweisen (G.SCHÄFER), nimmt im Rahmen unserer Arbeitsrichtung gegenüber der Untersuchung physiologisch vorhandener Körpereigenschaften insofern eine Sonderstellung ein, als hierbei die Wirkung der Höhe auf eine von außen durch parenterale Zufuhr artfremden Eiweißes provozierte Reaktion des Organismus untersucht worden ist. Wie aus der Mitteilung von SCHÄFER hervorgeht, genügt uns das Verfahren zur Bestimmung der Abwehrproteinasen nicht für die Ermittlung feinster quantitativer Unterschiede.

Untersuchungen über die Bakterizidie des Blutserums und ihre Beeinflussung durch die unspezifische Belastung: Sauerstoffmangel wurden von H. BRAUN [20] durchgeführt. Voraussetzung für diese Arbeit war die Annahme, daß die Bestimmung der keimfeindlichen Kraft des Blutes ein Verfahren darstellt, einen Einblick in allgemeine Abwehrvorgänge des Organismus zu gewinnen.

Quantitative Veränderungen der Blutlipase sollen nach Meinung einiger Autoren (P. del BUONOS u.a. [22]) ebenfalls als Indikator für das Abwehr- und Reaktionsvermögen des Organismus gewertet werden. Kritische Untersuchungen über dieses Thema unter Bedingungen akuten und chronischen O_2-Mangels wurden von O. WÜNSCHE [19] durchgeführt.

Mit den Untersuchungen über das Verhalten natürlicher und Immun-Haemagglutinine unter der Höhenwirkung (W. HARTWICH [18]) wählten wir als Modell für den einen Partner einer Antigen-Antikörperreaktion, deren Wirksamwerden man eine Rolle bei allergischen Erkrankungen zubilligt, einen genotypisch bedingten Antikörper aus, der durch seine besondere Stabilität gegenüber endo- und exogenen Einflüssen gekennzeichnet ist.

Aufschlußreich wurden in dieser Hinsicht ferner Untersuchungen über das Verhalten des elektrophoretisch bestimmten Bluteiweißbildes (H. HANSTEEN [21]). Es ging dabei um die Frage, ob der Einfluß der Höhe zu Veränderungen in der quantitativen Zusammensetzung der Plasmaproteine, insbesondere der für das Infektionsgeschehen entscheidenden γ-Globuline-Fraktion, führt, so daß hieraus Beziehungen zu der allgemeinen Abwehrlage des Organismus hergestellt werden können.

Prof. Dr. med. habil. Siegfried RUFF, Bonn

Schrifttum

[1] CULLEN, BAILLON, CHALLAMEL, REGNARD — zit. nach MATTER, Straßburg, Vortrag 5.Arbeitstagung der Arbeitsgemeinschaft für Klimakammer-Therapie in Bad Nauheim 23. - 24.4.1955

[2] MAEDER, E. — Schweizer Med.Wschr. (1942) S. 819-821

[3] JOUNGBLOED, J. — Med.Tijdschr.Geneesk (1938) S. 5566-5570

[4] MORHARDT, P.E. — Presse med. (1939) S. 94-96

[5] CAPITUMMINO, U. — 15 (1940) S. 130-140

[6] KETTNER — Med.Welt (1927) S. 43

[7] GOERING — Med.Welt (1929) S. 26

[8] NAGEL — Fschr.Med. (1935) S. 225

[9] ROBER — Rev.polon.med.aeronaut. 8 (1939)

[10] CLAMANN, H.G. und H. BECKER-FREYSENG — Dtsch.Med.Wschr. (1940) S. 61-65

[11] BAMBERGER und MENKE — Klin.Wschr. (1935) S. 1036

[12] KRIEGER, K. — Münch.Med.Wschr. (1953) S. 148-151

[13] HANSEN — Mo.f.Kdhk. (1953) S. 307

[14] Ausschußbericht — Lancet 1953 I, S. 1109-1112

[15] HARNACH, G.H. — Dtsch.Med.Wschr. (1955) S. 958-961

[16] FRAENKEL, G. — High Altitude Flight as Remedy for Whooping-Cough 1940-1953

[17] WINDISCH, R. — Dissertation 1956, Westf. Wilhelm-Univ. Münster

[18] HARTWICH, W. — Dissertation 1957, Univ. Bonn

[19] WÜNSCHE, O. — Kli.Wo. (1954) S. 584-587

[20] BRAUN, H. — Dissertation 1955, Univ. Bonn

[21] HANSTEEN, H. — Dissertation 1953, Univ. Bonn

[22] BUONES, P. del u.a. — Strahlenther. 88 (1952) H. 3/4

Forschungsberichte des Wirtschafts- und Verkehrsministeriums Nordrhein-Westfalen

II. Über die Erfolge der Keuchhustenbehandlung in der Klimakammer [2)]

Von K. KRIEGER

Von zahlreichen Autoren, so u.a. von MAEDER [1], JOUNGBLOED [2], MORHARDT [3], CAPITUMMINO [4], KETTNER [5], GOERING [6], NAGEL [7] und ROBER [8] ist immer wieder auf die außerordentlich guten Erfolge bei der Behandlung des Keuchhustens mit Hilfe von Höhenflügen oder entsprechenden Klimakammeraufstiegen hingewiesen worden. Den zahlreichen positiven Arbeiten über diese Behandlung stehen vereinzelte mit weniger guten Ergebnissen gegenüber: z.B. CLAMANN und BECKER-FREYSENG [9], die bei Höhenflügen und Klimakammerbehandlungen gegenüber anderen Behandlungsmethoden keinen wesentlich größeren Erfolg feststellen konnten.

Leider gibt kein Verfasser bei dieser und allen anderen Keuchhustenbehandlungsmethoden statistisch gesicherte Unterlagen für die von ihm durchgeführte Therapie. Der statistische Vergleich mit einer genügend großen Anzahl unbehandelter Keuchhustenkranker ist aber möglich durch die Arbeit von BAMBERGER und MENKE [1o] ("Normalverlauf der Keuchhustenerkrankung als Maßstab zur Beurteilung von Heilversuchen"), die sich hierin die Mühe machten, an 1oo medikamentös unbehandelten Kindern den "Normalverlauf" des Keuchhustens zu beobachten und aufzuzeichnen. Auf Grund von Berechnungen nach der Methode der Variationsstatistik erhielt man die "Normalverlaufskurve", die für jede Therapie eine Vergleichsmöglichkeit bietet, ob und inwieweit diese erfolgversprechend ist oder nicht.

Die verschiedene Art der Durchführung der Behandlung und die häufig nur geringe Zahl der Beobachtungen lassen bei den meisten Arbeiten eine sichere Beurteilung des Erfolges nicht zu. Da uns eine genügende Anzahl von Erkrankten zur Verfügung stand, glauben wir über den Wert unserer Behandlung zuverlässige Angaben machen zu können.

Unserer Arbeit wurden Werte von BAMBERGER und MENKE für den Normalverlauf des Keuchhustens zugrunde gelegt.

Aus einer Gesamtzahl von 726 in der Unterdruckkammer behandelten Patienten mit Keuchhusten wurden 1o2 Keuchhustenkranke, zum größten Teil Kinder im Alter bis zu 4 Jahren, für die statistischen Unterlagen herangezogen. Diese 1o2 Fälle umfassen ausnahmslos alle in einem bestimmten Zeitraum

---

2. Siehe auch Münch.Med.Wschr. (1953) S. 148-151

Behandelten, es wurde nur insofern eine Auswahl getroffen, als nur die Fälle verwandt wurden, die örtlich für die Nachkontrollen gut zu erreichen waren, d.h. in Bonn ansässige Patienten. Von den 102 erfaßten Fällen wurden zwei wegen einer während der Behandlung als Komplikation auftretenden, fieberhaften Bronchitis ausgesondert. Alle Patienten wurden ambulant behandelt. Als Kriterium für den Verlauf der Krankheit wurde die Zahl der Hustenanfälle gewählt, wie dies auch BAMBERGER und MENKE tun. Vor der ersten Behandlung in der Klimakammer wurden die Personalien des Patienten und der bisherige Verlauf der Krankheit aufgenommen und eine Belehrung der Eltern oder Begleiter oder des Patienten selbst durchgeführt über die Punkte, denen sie im Verlauf der Krankheit ihre Aufmerksamkeit zuwenden sollten, um möglichst einwandfreie Aussagen machen zu können. Dadurch waren genaue Werte der Anfallzahlen nach den einzelnen Behandlungen zu erhalten, zumal diese ein über den anderen Tag erfolgten, wenn sie nicht durch Sonn- oder Feiertage getrennt waren. Nach der abgeschlossenen Behandlung wurden Besuche bei den Patienten zu Hause durchgeführt, um sich über den weiteren Verlauf der Krankheit zu orientieren.

Hierbei zeigte sich, daß die Mütter durchaus in der Lage sind, genaue Angaben über ihre Kinder zu machen, die denen vom Pflegepersonal bestimmt nicht nachstehen.

Um die Genauigkeit der Auswertung zu erhöhen, wurden nur die Hustenanfälle der Nacht gewertet, da gerade dann ein Hustenanfall bedeutend größere Beachtung findet als am Tage. Fast alle Eltern führten zudem empfohlene Strichlisten. Die gesamten Angaben der Eltern, Angehörigen oder Patienten selbst wurden auf hierfür hergestellten Krankenblättern vermerkt, so daß diese den Verlauf der Krankheit mit allen Nebenerscheinungen und Komplikationen verzeichneten.

Auf Grund dieser Krankenblätter wurde für jeden einzelnen Fall eine Verlaufskurve gezeichnet, die die Zahl der Anfälle über der Krankheitsdauer zeigt. Die auf jedem dieser Kurvenblätter aufgezeichnete "Normalverlaufskurve" nach BAMBERGER und MENKE gestattete zuerst einmal einen ersten Vergleich zwischen ihr und dem Krankheitsverlauf. Diese Krankenblätter mit ihren Verlaufskurven stellten das Zahlenmaterial für die eigentliche statistische Auswertung nach graphischen und rechnerischen Methoden.

Die zur Keuchhustenbehandlung benutzte Unterdruckkammer ("Bonner Klimakammer") besteht aus einem liegenden Zylinder von etwa 1,60 m Durchmesser mit konvex gewölbter Rückwand und Tür. Mittels eines elektrisch getriebenen Kompressors wird die Luft bis auf den gewünschten Innendruck abgesaugt. Zur Keuchhustenbehandlung wird der Druck auf 450 mm Hg erniedrigt, was nach der Internationalen Normalatmosphäre einer Höhe von etwa 4000 m entspricht. Der "Aufstieg" erfolgt in 7 bis 8 Minuten. Daran schließt sich eine halbe Stunde an, in der der Behandelte auf der genannten Höhe von 4000 m gehalten wird. Nach Erreichung des gewünschten Druckes wird bei laufendem Kompressor soviel Frischluft zugeführt, daß die Behandlungshöhe gerade erhalten bleibt (fließender Unterdruck). Der "Abstieg" erfolgt dann in etwa 15 Minuten.

Diese Behandlung wurde dreimal durchgeführt, und zwar ein über den anderen Tag. Während der Behandlung fanden in der Kammer keinerlei zusätzliche, therapeutisch eventuell wirksame Maßnahmen statt, wie sie etwa in Form von Zerstäuben von Medikamenten (Aerosole), Höhensonne, negative Jonisation angewandt werden könnten. Wirksam war also bei unserer Behandlung lediglich der Einfluß der Druckerniedrigung.

Nach MARTINI [11] ist für die Prüfung einer Behandlungsmethode zunächst zu klären, ob es sich um eine akute Krankheit im Sinne der Arzneimittelprüfung oder um eine chronische Krankheit handelt. Im ersteren Falle würde der Ausgang in Heilung oder Tod und die Krankheitsdauer zur Beurteilung ausreichen. Im anderen Falle müßte der Verlauf an sich (Verlaufsgradient) beurteilt werden. Des weiteren muß durch eine genügend lange Vorbeobachtungszeit der individuelle Verlauf des betreffenden Kollektivs in der Vorbeobachtungszeit festgelegt werden.

Der Keuchhusten ist eine akute Krankheit. Da jedoch eine Vorbeobachtung beim Keuchhusten nicht durchgeführt werden kann, weil sich die Anfallzahl, die bei unseren Untersuchungen als Kriterium der Wirksamkeit benutzt wurde, von Tag zu Tag bis zur Akme steigert, mußte aus diesem Grunde darauf geachtet werden, daß annähernd gleiche Kollektive verglichen wurden, um die Auswertung nach der Art der von BAMBERGER und MENKE angegebenen Richtlinien zu ermöglichen.

Der Krankheitsbeginn kann nur mit einem gewissen Unsicherheitsfaktor bestimmt werden, er lag für uns beim Auftreten der ersten echten Fälle.

Es liegt in der Eigenart der Krankheit, daß die Patienten häufig erst bei einer gewissen Anfallsschwere den Arzt aufsuchten, um von diesem dann die

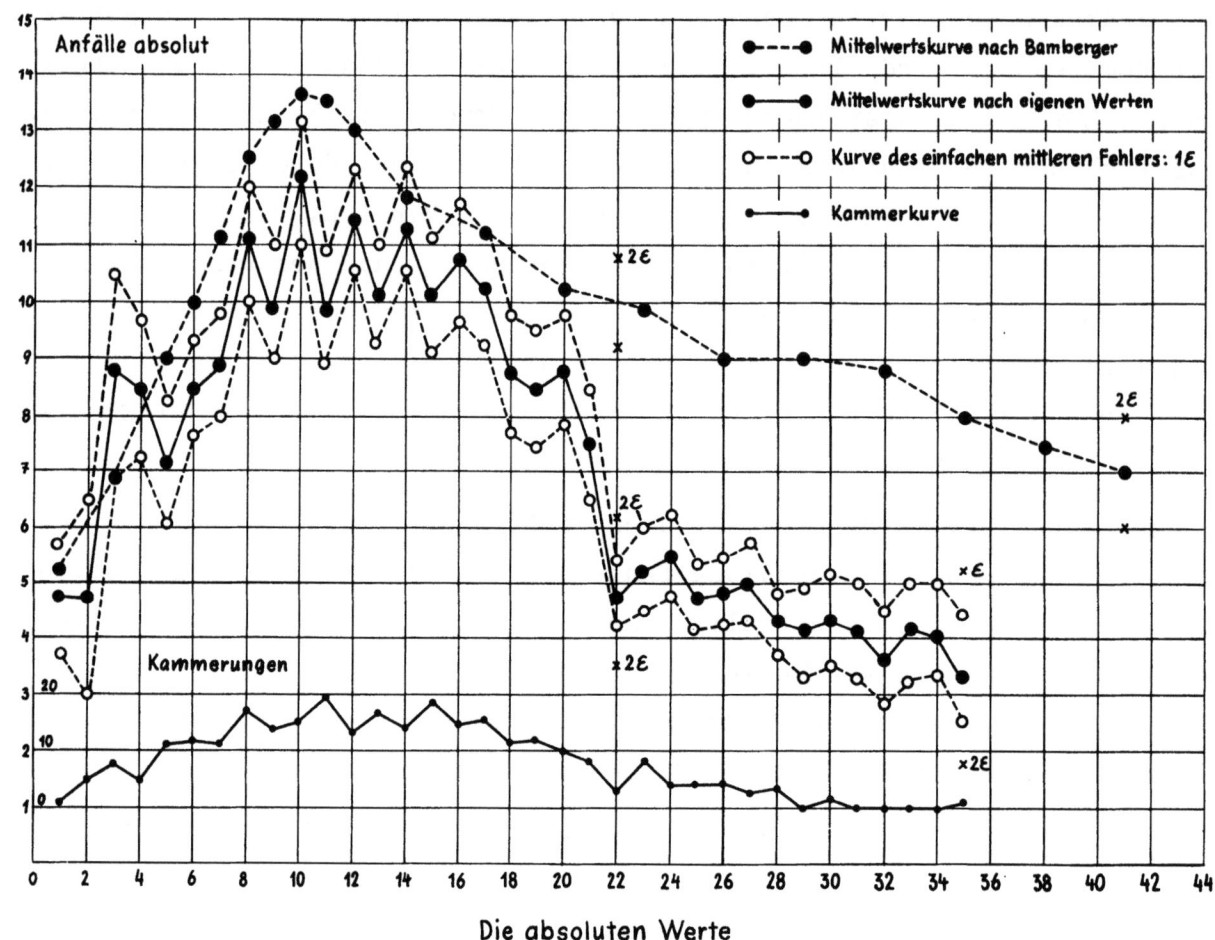

Abbildung 2

Behandlung in der Klimakammer verordnet zu bekommen. Dadurch lag der Zeitpunkt der einsetzenden Therapie meist etwa in der zweiten und dritten Woche. Es wurden also die meisten Behandlungen zur gleichen Zeit durchgeführt (s. Abb. 3), während in der ersten, vor allem aber in der fünften Woche kaum noch Behandlungen erfolgten. Die meisten Anfallsbeobachtungen lagen zusammen mit dem Maximum der behandelten Patienten etwa in der zweiten Woche.

Bei der Bildung der Mittelwertskurve der Anfallshäufigkeit wurden die täglichen Anfallszahlen zugrunde gelegt. Wurden in der Vor- und Nachbehandlungszeit Mittelwerte von mehreren Tagen angegeben, so wurden diese wieder auf die Absolutwerte umgerechnet. Die auf diese Weise erhaltenen Gesamtanfallszahlen ergaben bei der Division durch die tägliche Fallzahl die Mittelwertskurve (s. Abb. 2). In der üblichen Weise wurden zu dieser Mittelwertskurve die mittlere Abweichung vom Mittelwert (δ) und der

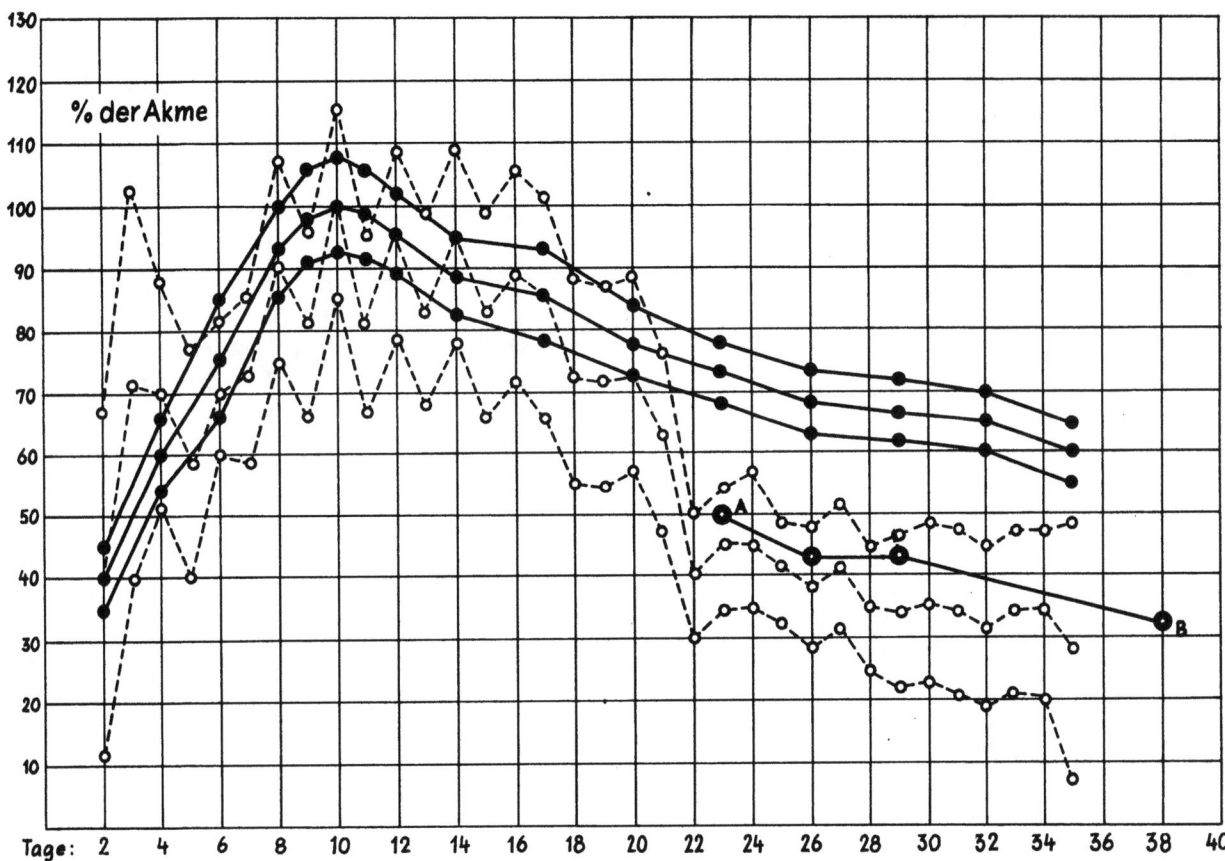

Abbildung 3

mittlere Fehler des Mittelwertes (ε) berechnet und als einfache Abweichung in die Kurve eingetragen. Wie schon von BAMBERGER und MENKE eingehend dargelegt, kann nur ein korrekter Vergleich angestellt werden, wenn beide Kollektive gleiche Bezugspunkte haben. Infolgedessen wurden die absoluten Anfallszahlen in Prozent der Anfallshäufigkeit in der Akme umgerechnet (s. Abb. 3), und bei der so erhaltenen Mittelwertskurve erneut die Werte für δ und ε bestimmt.

Die Betrachtung des Diagramms zeigt, daß sowohl der Beginn als auch das Maximum beider Kurven weitgehend übereinstimmen, dagegen mit Ablauf der dritten Woche, d.h. nach Beendigung der Therapie, ein deutlicher Unterschied zu sehen ist. Im Gegensatz zur Abbildung 2 wurde in Abbildung 3 als Abweichung $\pm 2\varepsilon$ eingetragen. Am 20. Tag beginnt ein bis zum 22. Tag vollzogener steiler Abfall der Anfallszahlen, deren Werte weit unter der Normalverlaufskurve liegen.

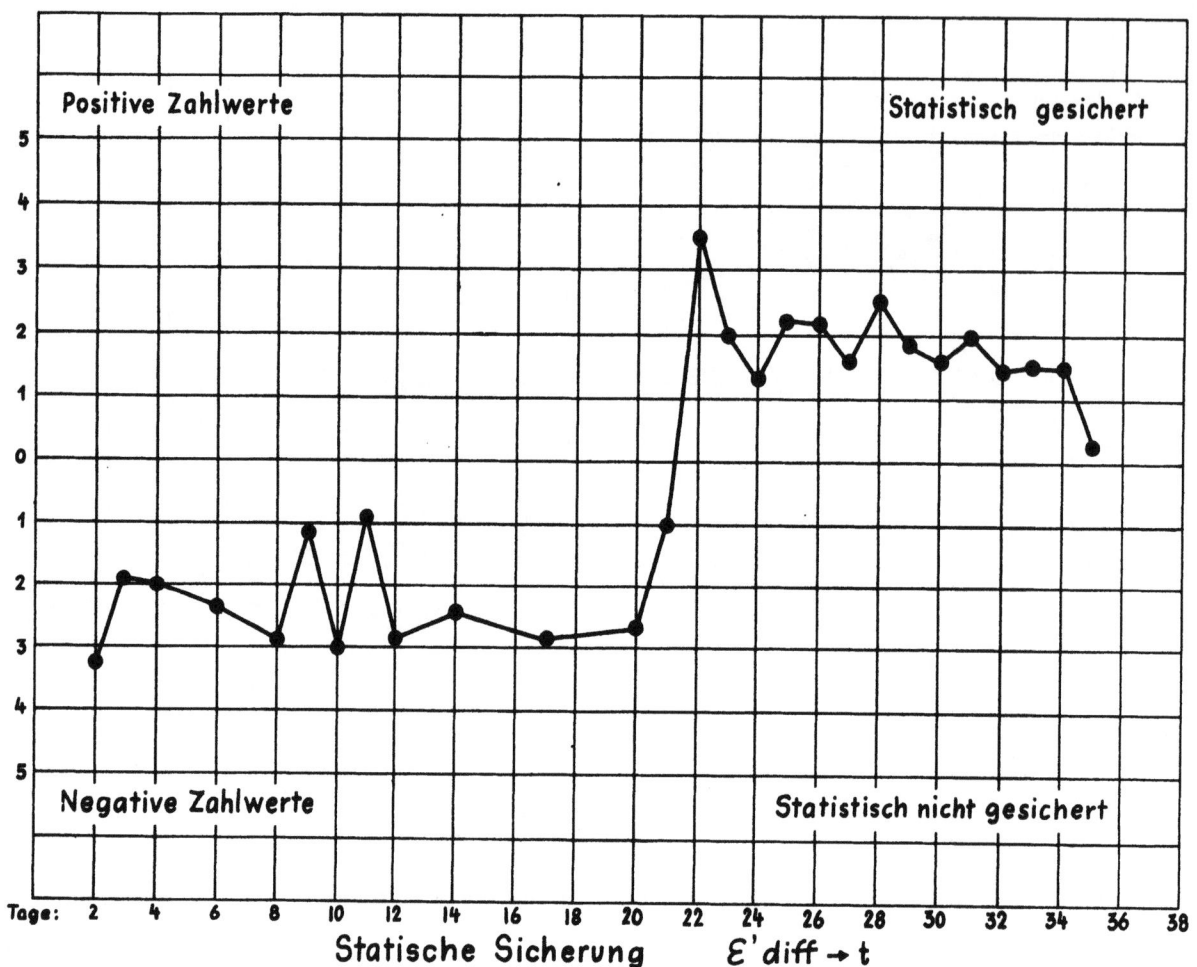

Abbildung 4

BAMBERGER und MENKE geben eine Linie A - B an, die der Mittelwertskurve eines Vergleichskollektivs entsprechen müßte, wenn bei etwa gleicher Streubreite ein statistisch gesicherter Therapieerfolg vorliegen soll. Diese Linie ist in unserer Abbildung 3 eingetragen und liegt höher als unsere Mittelwertskurve. Hieraus ist der graphisch statistische Erfolgsnachweis unserer Behandlung ersichtlich.

Ein weiterer mathematischer Beweis wurde nach der Methode von FISCHER durchgeführt. Ein signifikanter Unterschied liegt zwischen zwei Kollektiven dann vor, wenn der Wert für den Quotient $\frac{m_1 - m_2}{\varepsilon \text{ diff.}}$ größer ist, als der von FISCHER angegebene t-Wert. ε-diff. ist gleich $\sqrt{\varepsilon_1^2 + \varepsilon_2^2}$.

In der Arbeit von BAMBERGER und MENKE wird ein ε von etwa 0,38 angegeben. Abbildung 4 zeigt das Ergebnis unserer Auswertung, in der als Ordinate der Zahlenwert für ε diff.-t und als Abszisse die Tage angegeben werden.

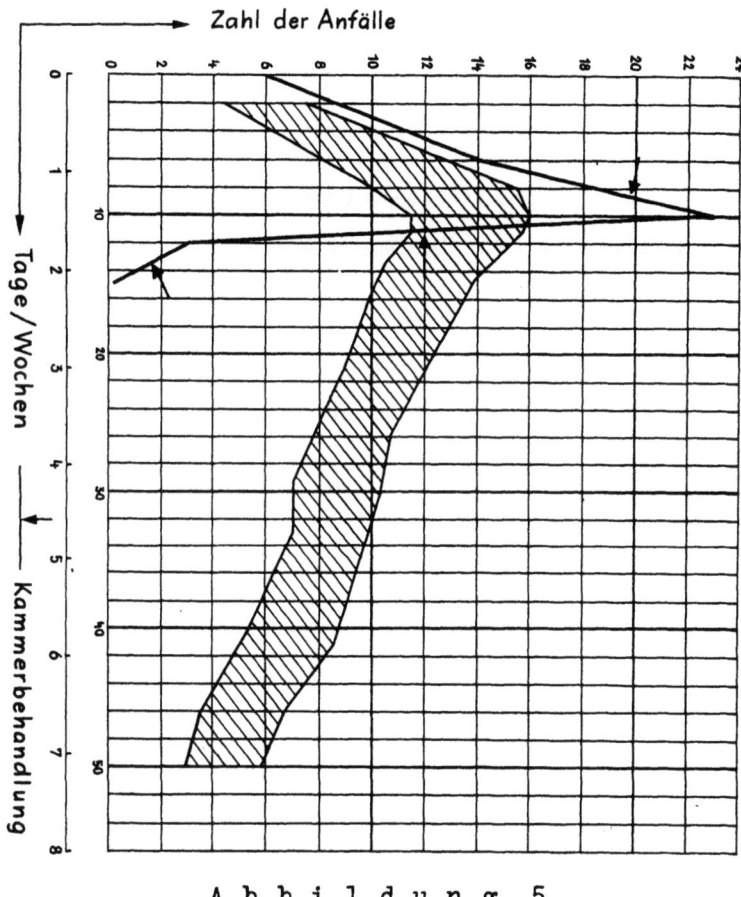

Abbildung 5

Man sieht, daß bis zum 21. Tag eine statistische Übereinstimmung beider Kollektive, danach eine statistische Unterschiedlichkeit vorhanden ist. Das knappe Ergebnis der statistischen Sicherung des 35. Tages hängt mit der geringen Besetzung desselben zusammen. Auch diese Methode beweist also den Erfolg unserer Behandlung.

In der Zeit vom 20. bis 21. Tag nach der Erkrankung schlägt der Verlauf des Keuchhustens vom "Gleichsinnigen" ins "Gegensätzliche" um, d.h., bis zum 21. Tag finden wir eine Übereinstimmung der Normalverlaufskurve nach BAMBERGER und MENKE mit unserer Therapiekurve. Am 22. Tag hingegen findet der plötzliche Aufstieg in die Werte des statistisch gesicherten Therapieerfolges statt. Mit anderen Worten ausgedrückt heißt das: Der in der Klimakammer behandelte Keuchhusten erreicht also nach 3 Wochen Werte, die niedriger liegen als beim unbeeinflußten Keuchhusten nach über 7 Wochen.

Im Verlauf der Behandlung war zu bemerken, daß unmittelbar nach Einsetzen der Kammertherapie die Anfallszahl häufig einen kurzen Anstieg zeigte, wie es aus Abbildung 5 hervorgeht. Wir deuten diese Tatsache als Zeichen der Reaktion des Organismus auf die Behandlung. Es zeigten gerade die

Fälle die schnellste Heilungstendenz, deren Reaktion nach der ersten Behandlung im obigen Sinne ("Reaktionszacke") am stärksten war.

In der Abbildung 2 sind deutlich mehrere Reaktionszacken der Summenanfälle nach einem Höhepunkt der "Kammerkurve" zu erkennen.

Der Zeitpunkt der einsetzenden Kammertherapie ist für den Erfolg offensichtlich von Bedeutung. Er liegt am günstigsten am Anfang der zweiten Krankheitswoche. Fast alle zu diesem Zeitpunkt behandelten Fälle zeigten als Charakteristikum die "Reaktionszacke" und einen sich daran anschließenden Abfall der Anfallszahl innerhalb 1 bis 2 Tagen auf Werte, die zwischen 0 bis 3 Anfällen je Nacht schwankten (Abb. 5).

Ungünstiger liegt die Verlaufskurve, wenn die Kammertherapie in der ersten Woche oder in der dritten oder vierten Woche einsetzt. Zwar besteht auch hier bei den meisten Patienten eine fallende Tendenz, doch läßt sich ein klarer Erfolg von einem unbeeinflußten Verlauf häufig nicht so sicher abgrenzen.

Das Durchschnittsalter der 1oo Patienten liegt bei 3 bis 4 Jahren. In unseren Verlaufskurven macht sich eine deutliche Altersabhängigkeit nicht bemerkbar.

Eine Zusammenstellung, die 726 Patienten in einem Zeitabschnitt von 3 Jahren erfaßt, die Alter, Zeitpunkt der Behandlung während der Krankheit und ihren mutmaßlichen Verlauf nach drei Beobachtungen verzeichnet, bestätigt das beschriebene Ergebnis:

<u>Kammertherapie</u> in der 1. Woche des Stad. convulsivum:

(179 Fälle)	Unbeeinflußt:	39 %
	Heilungstendenz:	61 %
	2. Woche des Stad. convulsivum:	
(3o5 Fälle)	Unbeeinflußt:	16 %
	Heilungstendenz:	24 %
	3. Woche des Stad. convulsivum:	
(147 Fälle)	Unbeeinflußt:	1o %
	Heilungstendenz:	9o %
	4. Woche des Stad. convulsivum:	
(54 Fälle)	Unbeeinflußt:	7 %
	Heilungstendenz:	93 %

5. Woche des Stad. convulsivum:

(18 Fälle)   Unbeeinflußt: 11 %

Heilungstendenz: 89 %

Altersgruppen:

im Alter bis 6 Mon.

(48 Fälle)   Unbeeinflußt: 15 %

Heilungstendenz: 85 %

im Alter bis 12 Mon.

(69 Fälle)   Unbeeinflußt: 29 %

Heilungstendenz   71 %

im Alter bis 2 Jahre

(151 Fälle)   Unbeeinflußt: 28 %

Heilungstendenz: 72 %

im Alter bis 3 Jahre

(146 Fälle)   Unbeeinflußt: 23 %

Heilungstendenz: 77 %

im Alter bis 4 Jahre

(95 Fälle)   Unbeeinflußt: 19 %

Heilungstendenz   81 %

im Alter über 4 Jahre

(217 Fälle)   Unbeeinflußt: 17 %

Heilungstendenz: 83 %

Eine suggestive Wirkung dürfte bei unseren Patienten eine für das Gesamtergebnis im ganzen untergeordnete Rolle spielen, wie die oben angegebene altersmäßige Verteilung zeigt.

Als nicht unwesentliche Begleiterscheinung erwies sich die Tatsache, daß bei fast allen Patienten die Kammerbehandlung eine Hebung des Allgemeinbefindens und eine Steigerung des Appetits auslöste. Besonders bemerkenswert ist das Schwinden schwerer Anfälle nach der Behandlung, so daß der körperlichen Schwächung der Patienten und der Gefahr von Komplikationen entgegengewirkt wird.

Zusammenfassung: 1oo keuchhustenkranke Patienten wurden in der Klimakammer 3mal jeden zweiten Tag je 3o Minuten auf einen Druck vom 45o mm Hg, einer Höhe von etwa 4ooo m entsprechend, gebracht. Als Maßstab für die

Erfolgsbeurteilung dieser Behandlung diente die Häufigkeit der Anfälle vor, während und nach der Behandlung. Der Verlauf der Krankheit bei den 1oo Patienten wurde verglichen mit der Verlaufskurve des unbehandelten Keuchhustens nach BAMBERGER und MENKE. Die statistische Ermittlung des Erfolges wurde nach den Methoden von MARTINI und FISCHER durchgeführt. Sie zeigte eindeutig den Wert der Klimakammertherapie.

                                                Dr. med. Kurt KRIEGER, Bonn

Schrifttum

[1]	LAUERNER, P. und E. MAEDER	Schweiz.med.Wschr. (1942), S. 819-821
[2]	JOUNGBLOED, J.	Med.Tijdschr.Geneesk. (1938), S. 5566-557o
[3]	MORHARDT, P.E.	Presse med. (1939), S. 94
[4]	CAPITUMMINO, U.	15 (194o), S. 13o-14o
[5]	KETTNER	Med. Welt (1927), S. 43
[6]	GOERING	Med. Welt (1929), S. 26
[7]	NAGEL	Fschr. Med. (1935), S. 225
[8]	ROBER	Rev.polon.med.aeronaut. 8 (1939), S.48-54
[9]	CLAMANN, H.G. und H. BECKER-FREYSENG	Dtsch.med.Wschr. (194o), S. 61-65
[1o]	BAMBERGER und MENKE	Klin.Wschr. 29 (1935), S. 1o36 ff
[11]	MARTINI	Methodenlehre der therapeutisch-klinischen Forschung

III. Abwehrfermente

(Vorläufige zusammenfassende Mitteilung)

Von G. SCHÄFER

Der tierische Körper besitzt die Fähigkeit, parenteral einverleibte Proteine und Polypeptide, die blutfremd sind, abzubauen, und zwar durch Fermente, die innerhalb ganz kurzer Zeit (24 Stunden und weniger) neugebildet werden.

Fermente dieses Typs, deren Bildung durch Fremdeiweißstoffe erfolgt, werden als Abwehrfermente bezeichnet. Der Nachweis wurde erstmalig 1907 von ABDERHALDEN erbracht. In den folgenden Jahren erschienen mehrere Arbeiten über dieses Thema, zum Teil mit widersprechenden Ansichten und Ergebnissen. Auch die von ABDERHALDEN nachgewiesene Spezifität dieser Fermente konnte nicht einheitlich bestätigt werden.

Der von uns unternommene Versuch, diese Fermente nachzuweisen, lag in der Arbeitsrichtung unseres Institutes: Das Verhalten des Körpers oder spezifisch empfindlicher Körperzellverbände oder eines Organs unter einer ganz bestimmten, zum Teil starken Beanspruchung, nämlich der Hypoxie.

Für den Nachweis dieser Fermente bedienten wir uns zunächst der Arbeitsvorschrift nach E. ABDERHALDEN. Als Substrat, das als artfremder Eiweißkörper subcutan injiziert werden sollte, wurde gewaschenes, getrocknetes und feinst gemahlenes Fibrin (vom Rind) verwandt. Es erfüllte die Forderung ABDERHALDENS, daß im Kochwasser des Substrates keine Aminosäuren oder Peptide mit der Ninhydrinreaktion nachzuweisen waren. Das injizierte Fibrinpulver war allerdings vollkommen unlöslich, blieb an der Injektionsstelle liegen und wurde als Fremdkörper abgekapselt. Dieses Substrat wird durch Trypsin abgebaut, aber im Harn von Versuchstieren (Kaninchen) konnten keine Fermente nachgewiesen werden, die unter unseren Versuchsbedingungen den Eiweißkörper abzubauen in der Lage waren.

Der Nachweis der Fermentbildung wird in folgendem Arbeitsgang geführt: 24-Stunden-Harn bzw. Harn 24 bis 48 Stunden nach der Fibrininjektion wird gesammelt, ein Teil davon 1 : 1 mit Aceton versetzt, der Niederschlag abgenutscht; das weiße Acetontrockenpulver in 0,9 %iger Na-Cl-Lösung suspendiert, mit einer bestimmten Menge des Substrates versetzt und für 16 Stunden bei 37° C bebrütet. Das Filtrat dieser Suspension wird mit Ninhydrin versetzt und im Glycerinbad erhitzt.

Für diese Nachweismethode ist die negative Ninhydrinprobe des Substratwaschwassers notwendig, da sonst freie Aminosäuren oder Peptidgruppen, die nicht durch fermentative Spaltung entstanden sind, mit nachgewiesen würden.

Wegen der Unlöslichkeit dieses Substrates wählten wir ein anderes Nachweisverfahren; das bei der Reaktion zwischen Ninhydrin und Aminosäure durch Decarboxylierung der Aminosäure frei werdende CO_2 kann manometrisch gemessen werden. Als Puffer wurde Ringer-Bicarbonat verwandt (100 ml Ringer-Lösung und 35 ml 0,15 m Bicarbonat, pH 7,1 bis 7,3) Temperatur 40 bis 42° C. Die manometrisch gemessene CO_2-Menge ist proportional der Konzentration an freien Aminosäuren oder Peptiden.

Als neues Substrat benutzten wir Hämoglobin vom Rind. Spaltungsversuche in Globin und prostetische Gruppe durch Essigsäure-Aceton wurden vorgenommen, aber wegen der Schwierigkeit der anschließenden Neutralisation wieder verlassen. Gleichzeitig wurde auf die Forderung verzichtet, daß das Substrat-Waschwasser Ninhydrin-negativ sein soll.

Zunächst wurde Hämoglobin mit Trypsin-Lösung 1 : 4000 in Ringer-Bicarbonat-Puffer (zwei Teile Ringer auf ein Teil Bicarbonat, pH 8,3 bis 8,4) für 16 Stunden bei 37° C bebrütet. Das Filtrat der Bebrütungsflüssigkeit wurde dann im Warburg-Apparat untersucht. Die Ansätze wurden wie folgt beschickt: Im Hauptraum der Warburg-Gefäße (für den Trypsin-Bebrütungsversuch) Ringer-Bicarbonat und 2 %iges Ninhydrin. Im Ansatz das Filtrat der Bebrütungsflüssigkeit; Temperatur 40° C.

Innerhalb eines bestimmten Konzentrationsbereiches der für die Bebrütung angesetzten Trypsinlösung verlief der Umsatz der Spaltprodukte aus dem Hämoglobin mit Ninhydrin proportional der Trypsinkonzentration. Das Optimum der Enzymwirkung liegt bei pH 8 bis 8,5.

Dann wurde von Versuchstieren (Kaninchen) das Acetonpulver des Tagesharns mit Hämoglobin bebrütet (in Ringer-Bicarbonat-Puffer pH 7,1 bis 7,3, da nach ABDERHALDEN das Optimum der Abwehrproteinasewirkung bei pH 7 liegen soll),
das Filtrat mit Ninhydrin versetzt und entsprechend der oben angeführten Anordnung gemessen. Zehn Versuchstieren wurde 20 bis 40 mg Hämoglobin in

steriler physiologischer Kochsalzlösung subcutan injiziert. Der Harn
0 bis 24 Stunden, 24 bis 48 und 48 bis 62 Stunden nach der Injektion
wurde gesammelt und aus ihm das Aceton-Trockenpulver gewonnen. Dieses
Pulver wurde mit Hämoglobin in Ringer-Bicarbonat-Puffer pH 7,1 bebrütet;
das Filtrat im Warburg-Apparat untersucht. Es zeigte sich, daß Leerwerte
(Bebrütung mit Acetonpulver vor der Injektion) und Hauptwerte (Bebrütung
mit Acetonpulver nach der Injektion) keine signefikanten Unterschiede
aufwiesen. Änderung der Konzentrationen bei der Bebrütung und im Warburg-
ansatz lieferten keine wesentlichen Unterschiede.

Parallel hierzu wurde versucht, mit Hilfe der Formol-Titration und der
Bestimmung des durch Proteolyse aus dem Hämoglobin freigesetzten Thyro-
sins mit dem Phenol-Reagenz nach FOLIN (O. FOLIN und V. CIOCALTEU,
J. biol. Chemistry $\underline{73}$ (1927) S. 627) den Nachweis der Bildung von Abwehrproteinasen zu führen. In keinem dieser Fälle gelang es uns, unter diesen
Voraussetzungen solche Fermente nachzuweisen. Aus diesen Gründen wurden
die Untersuchungen über Abwehrproteinasen eingestellt.

Dr. med. Gerhard SCHÄFER, Bonn

Forschungsberichte des Wirtschafts- und Verkehrsministeriums Nordrhein-Westfalen

IV. Über den Einfluß des Höhenaufenthaltes auf natürliche und Immun-Hämagglutinine des Kaninchens

Von W. HARTWICH

1. Einleitung

Die Frage nach dem Verhalten der spezifischen und unspezifischen Abwehrkräfte des Körpers unter dem Einfluß großer Höhen ist in neuerer Zeit in den Vordergrund der luftfahrtmedizinischen Grundlagenforschung getreten.

Während uns die allgemeinen physiologischen Umstellungs- und Anpassungsreaktionen des Organismus beim Höhenaufenthalt hinreichend bekannt sind, wissen wir noch wenig über das Verhalten des Körpers hinsichtlich seiner serologischen Abwehrfunktionen unter dem Einfluß der Höhe.

Dieses Problem ist heute aber gerade in klinischer Hinsicht von Bedeutung, da bekannt ist, daß bestimmte Infektionskrankheiten durch Höhenaufstiege günstig beeinflußt werden. Statistisch gesicherte Erfolge der Höhenbehandlung im Flugzeug und in der Unterdruckkammer liegen z.B. beim Keuchhusten vor. Hier ergab sich, daß der Aufenthalt Keuchhustenkranker in mittleren Höhenlagen bis 4 000 m sogar zu besseren therapeutischen Erfolgen führte, als andere Maßnahmen (KRIEGER [48]). Bemerkenswert ist, daß der Erfolg dieser Therapie von dem Stadium des Keuchhustens abhängt, in welchem die Höhenbehandlung einwirkt. Die Ursache dieser Heilwirkung ließe sich u.a. darin vermuten, daß bestimmte Antikörper durch die Höhenwirkung aktiviert werden.

Zur Klärung solcher Zusammenhänge ist im Institut für Flugmedizin der Deutschen Versuchsanstalt für Luftfahrt der Einfluß der Höhe auf die allgemeine Reaktionslage des Organismus untersucht worden. WÜNSCHE [94] und BRAUN [12] prüften in ihren Arbeiten über die lipasische und bakterizide Kraft des Blutserums das Verhalten allgemeiner unspezifischer Abwehrkräfte des Körpers mit dem Ergebnis, daß Aufenthalt in großen Höhen auf diese Abwehrmaßnahmen einen positiven Einfluß hat.

Mit der Untersuchung der im Blutserum enthaltenen Hämagglutinine wurde nun der Versuch gemacht, das Verhalten eines weiteren Teilvorganges der allgemeinen Abwehrmechanismen des Organismus aufzuklären. Als spezifische Antikörper stellten die Hämagglutinine ein kleinstes Teilchen in der ungeheuren Zahl der spezifischen Abwehrkörper des lebenden Organismus dar.

Versuche am Menschen lassen sich nur sehr selten durchführen. Man ist daher immer wieder gezwungen, Tiere für Experimente heranzuziehen und versucht dann, die im Tierversuch gewonnenen Erkenntnisse unter gewissen Vorbehalten auf den Menschen zu übertragen.

Wir benutzten Kaninchen, da sie sich wegen ihrer großen Höhenfestigkeit sehr gut für Höhenversuche eignen.

Fast die Hälfte aller Kaninchen besitzt Hämagglutinine im Serum, die menschliche Blutkörperchen zu agglutinieren vermögen (OSWALD [65]). Da ein Spender für die zu unseren Untersuchungen notwendigen Blutkörperchen mit geeigneter Blutgruppe zur Verfügung stand, untersuchten wir die bei 43 % aller Kaninchen vorhandenen (STUART und Mitarbeiter [85]) Hämagglutinine gegen menschliche Erythrocyten der Blutgruppe A.

2. Allgemeiner Teil

Hämagglutinine teilt man in natürliche und Immun-Hämagglutinine ein. Natürliche Hämagglutinine sind präformiert im Blutserum anwesend, während Immun-Hämagglutinine künstlich erzeugt werden können.

Man unterscheidet weiter Iso-Hämagglutinine, die mit arteigenen Blutkörperchen reagieren, und Hetero-Hämagglutinine, die gegen artfremde Blutkörperchen gerichtet sind. Iso- und Hetero-Hämagglutinine können sowohl natürlich vorhanden sein als auch immunisatorisch erzeugt werden.

Die Hämagglutinine des Kaninchens gegen menschliche Blutzellen sind natürliche Hetero-Hämagglutinine, die auch beim Menschen und allen anderen Säugetieren vorkommen (SCHMIDT [75]).

Über die Entstehung der Kaninchen-Hämagglutinine ist wenig bekannt. SCHNEIDER, SZATHMARY [77] und COHEN [16] nehmen an, daß sie vom Muttertier diaplazentar übertragen werden. Gegen diese Annahme spricht allerdings, daß sie erst in der 4. bis 1o. Lebenswoche nachgewiesen werden konnten (FLEISCHER [26]).

Über das Verhalten der Anti-A-Hämagglutinine des Kaninchens weiß man auch nur sehr wenig. Da dieser spezifische Antikörper in die Gruppe der Hetero-Hämagglutinine eingeordnet wird, können wir unsere Kenntnisse von den Hetero-Hämagglutininen auf die Anti-A-Agglutinine des Kaninchens, deren Verhalten für unsere Versuche interessiert, übertragen.

a) Allgemeines über natürliche Hetero-Hämagglutinine

Im normalen Serum vorkommende Hetero-Hämagglutinine werden von SCHMIDT [76] als echte Antikörper angesehen. Sie zeigen gleiche spezifische Bindung, gleiche Thermolabilität und gleiche Dissoziierbarkeit, wie dies für Antikörper allgemein bekannt ist.

Im Blut sind sie an das Serumglobulin gebunden. GRÖNWALL [32] fand sie in der mit 30 % Sättigung von Ammoniumsulfat ausfallenden Globulinfraktion. Die Fraktionierung des Plasmas von COHN und Mitarbeitern [17] zeigte ihre Lokalisation in der Fraktion III-1, zusammen mit den Typhus-O-Agglutininen.

Von den Hämagglutininen des Menschen weiß man, daß sie sich in vivo stabil verhalten.

Wir bestimmten über Monate die Hetero-Hämagglutinine unserer Kaninchen und stellten während der Kontrollzeit keine Veränderungen des Agglutinintiters fest.

Bei verschiedenen Krankheiten, namentlich schweren Stoffwechselschädigungen, wie z.B. Urämie, wurden allerdings Veränderungen der agglutinatorischen Kraft des Blutserums festgestellt (SICK [83]). Auch bei Infektionskrankheiten und schweren Herzleiden (MARAGLIANO [54], GERSZON und LEDERFEIND [29]) ändert sich die Konzentration natürlicher Hämagglutinine.

Man weiß, daß sich die Hämagglutinine in vitro ähnlich wie in vivo verhalten. Sie können auch im Reagenzglas nur durch stärkere Einwirkungen beeinflußt werden. Es ist z.B. bekannt, daß sie thermolabil sind, denn sie besitzen nach AMSEL und HIRZFELD [2] eine sogenannte "Wärmeamplitude", die bis +40° C reicht. Die Agglutinine können also unverdünnt bis +40° C Blutzellen agglutinieren. Oberhalb dieser Temperatur tritt schnell Hämolyse ein und die Agglutinierfähigkeit nimmt ab. Diese Wärmeamplitude gewinnt Bedeutung bei der Unterscheidung von natürlich vorkommenden und immunisatorisch erzeugten Hämagglutininen. Letztere haben ihr Optimum um +37° C (WIENER [92]), während die natürlichen Hämagglutinine ihr Optimum ungefähr bei 20° C haben.

Gibt man massive Dosen Röntgenstrahlen auf agglutininhaltiges Serum, dann kann man eine Hemmung oder Verminderung der Agglutinine beobachten (VORSCHÜTZ [89]).

Auch gegen Alkohol ist das im Tierserum enthaltene Hämagglutinin ziemlich resistent (SCHÜTZ und WÖHLISCH [82]), während Mineralsäuren und starke Basen die Agglutinine im Serum leicht zerstören (SILBER und NIKOLSKAJA [84]).

b) Allgemeines über Immun-Hetero-Hämagglutinine

Immun-Hetero-Hämagglutinine werden gebildet, wenn körperfremde Antigene - in diesem Falle Erythrocyten - dem Organismus zugeführt werden. Der Bildungsvorgang der Immun-Hämagglutinine und der Ort ihrer Entstehung sind noch nicht genügend aufgeklärt. Da sie, wie alle anderen Immunkörper, auf den Reiz eines Antigens entstehen, kann man annehmen, daß sie auch wie andere Antikörper gebildet werden.

Die Antikörperbildung wird heute durch mehrere Theorien erklärt, die aber alle nicht unwidersprochen geblieben sind. Allgemein anerkannt ist, daß die Entstehung der Antikörper durch ein Antigen hervorgerufen wird. Dazu muß das Antigen an eine Zelle gelangen, die zur Antikörperbildung befähigt ist. Da erwiesen ist (SCHMIDT [74]), daß Antikörper modifizierte Serumglobuline sind, muß das Antigen entweder in die Zelle, die das Globulin synthetisiert, gelangen, oder es wirkt im Blut bzw. Lymphgefäßsystem auf das fertige Globulin ein und verändert es zum Antikörper.

Früher war man der Meinung, daß die Immunkörper in den Zellen des reticulo-endothelialen Systems entstehen, weil diese Zellen antigenes Material aufnehmen (METSCHNIKOFF [57]).

Heute nimmt man an, daß die in Lymphknoten enthaltenen Plasmazellen die Immunkörper synthetisieren. Denn EHRICH und Mitarbeiter [22] haben 24 Stunden nach einer Antigengabe eine starke Reifung der in den der Injektionsstelle am nächsten gelegenen Lymphknoten enthaltenen Plasmazellen aus Plasmoblasten nachgewiesen. Diese plötzliche Reifezunahme war bei ihren Versuchen [22] mit einer Vermehrung der Antikörper im Lymphknoten verbunden. Mit der vollen Ausreifung der Plasmazellen war die Konzentration der Antikörper am höchsten. Vorher wurde das Antigen, sei es als Bakterium oder fremde Zelle, von polymorphkernigen Leukocyten sowie reticulo-endothelialen Zellen phagozytiert (EHRICH und HARRIS [21]). Nachdem das antigene Material in diesen Zellen zunächst aufgeschlossen worden war, wurde es wieder frei und gelangte schließlich in die Plasmazelle, die bekanntlich bluteiweißbildende Funktion hat (WOLFF [94]) und in der die eigentliche Antikörpersynthese vor sich geht.

Nach SCHMIDT [73] wird in den Plasmazellen durch Einwirken des Antigens die Globulinsynthese so modifiziert, daß das Globulinmolekül Antikörpereigenschaften erhält. Dabei soll es sich um Entfaltung und Neufaltung von Polypeptidketten handeln (FRIEDRICH-FRESKA [27]).

Ob diese Vorstellungen von Ort und Art der Antikörperentstehung, die von vielen Autoren zwar vertreten werden, aber auch nicht unwidersprochen geblieben sind (HABEL und Mitarb. u.a. [34]), zu Recht bestehen, bleibt noch offen.

Es kann aber davon ausgegangen werden, daß das antigene Material vom Cytoplasma einer Zelle aufgenommen wird, die das Globulin synthetisiert. Dieses fertige Globulinmolekül gelangt dann in die Blutbahn. Da diese Vorgänge Zeit benötigen, sind neu gebildete Immunkörper erst nach einer bestimmten Zeitspanne nachweisbar. SABIN [71] fand innerhalb von 6 bis 24 Stunden die Zellen reichlich mit Antigen angefüllt, aber noch keine Antikörper im Blut. Diese konnte er erst nach 4 bis 7 Tagen nachweisen, dann aber kein Antigen mehr in den Zellen. CURNEN und MAC LEOD [18] fanden bei Kaninchen 48 Stunden nach einer Antigeninjektion Antikörper im Blut. Wir konnten Immun-Hämagglutinine in einem Fall bereits nach 24 Stunden nachweisen.

Die Geschwindigkeit der Antikörperbildung soll nach BISSET [7] und CUSHING [19] von der Temperatur, die den Organismus umgibt, abhängig sein.

Die sicherlich komplizierte Reaktion des Körpers, den Reiz eines Antigens mit der Produktion von Antikörpern zu beantworten, unterliegt mancherlei Einflüssen:

Eiweißfreie Ernährung setzt beim Menschen, Kaninchen und Meerschweinchen die Fähigkeit, Immunkörper zu bilden ganz beträchtlich herab, nicht dagegen bei der Ratte. (CANNON [14], WISSLER [93], KREBS [47] und HARTLEY [38].)

Weiter hat die Milz zweifellos eine Bedeutung für die Antikörperbildung. TALIAFERRO [87] fand bei splenektomierten Kaninchen die Antikörperbildung gegen Schafblutzellen gegenüber der normaler Tiere um 20 % herabgesetzt. Dabei besteht aber eine Abhängigkeit von der Antigenmenge (MOTOHASHI [60]), indem kleine Mengen eines Antigens bei entmilzten Tieren wesentlich weniger Immunkörper zu erzeugen vermögen, als bei normalen, während bei großer Antigenmenge kaum ein Unterschied zwischen entmilzten und normalen Tieren festzustellen ist.

Auch Röntgenstrahlen wirken nach TALIAFERRO und Mitarb.[88] auf die Antikörperentstehung ein, indem sie diese hemmen, wenn sie zu gleicher Zeit mit der Antigeneinverleibung in großen Dosen gegeben werden. Spätere Röntgenbehandlung soll allerdings wirkungslos bleiben.

Ebenso hemmt hohes Fieber (ca. 41,5°) bei Kaninchen während der Immunisierung mit Erythrozyten die Antikörperbildung, während sich bei geringem Fieber (unter 40°) kein Einfluß nachweisen läßt (ELLINGSON und CLARC [24]).

Daß die Immunkörperbildung auch unter dem Einfluß des Zentralnervensystems steht, geht aus den Arbeiten von MANSFELD [53] hervor, der nach Durchtrennung des Rückenmarks ein Ausbleiben der Antikörperbildung fand. Diese Befunde wurden von BOGENDÖRFER [9] bestätigt.

Eine Wechselbeziehung zwischen der Anwesenheit verschiedener Hormone und der Antikörperentstehung haben v.HAARN und ROSENFELD [33] nachgewiesen. Sie fanden, daß durch Oestron-Injektion die Antikörperbildung bei erwachsenen männlichen und weiblichen Kaninchen gefördert wird. WEINSTEIN [90] kam sogar zu dem Ergebnis, daß die gebildete Antikörpermenge direkt proportional der injizierten Hormonmenge ist.

3. Der Vorgang der Agglutination

Gibt man zu einem agglutininhaltigen Serum Erythrocyten zu, so findet man die Blutzellen nach kurzer Zeit nicht mehr homogen verteilt, sondern zu mehr oder weniger großen Agglomeraten zusammengeballt. Die Agglutinine des Serums haben sich an die Erythrocyten angelagert und die Blutzellen miteinander verklebt.

Diesem äußerlich einfachen Vorgang liegen komplizierte Zusammenhänge zugrunde. Als agglutinable Substanz fungiert das Blutkörperchen, die Zelle. Agglutiniert wird ihr Stroma, wobei das Hämoglobin keine Rolle spielt (SICK [83]). Das Agglutinin ist der aktive Antikörper.

Über den Ablauf der Agglutination bestehen auch heute noch zwei umstrittene Theorien:

Die von MARRACK [55], HEIDELBERGER [39], PAULING [66] und anderen aufgestellte "Einphasentheorie" besagt folgendes: Um das mit vielen Valenzen ausgestattete Antigen lagern sich die Antikörper, wobei keine Denaturierung ihrer Moleküle stattzufinden braucht. Wenn die Antikörper multivalent sind, und dies glaubt HEIDELBERGER [40] bewiesen zu haben, dann kommt es zum Zusammenschluß einzelner Komplexe zu einem großen gitterähnlichen Gewebe. Diese gegenseitige Anziehung kommt durch die weiteren Antikörpermoleküle als Bindeglieder zustande. Ein Antikörper mit nur zwei Valenzen ist theoretisch schon in der Lage, sich mit Antigenmolekülen zu einem zusammenhängenden mosaikähnlichen Gebilde zu verbinden, um so mehr kann er das als multivalenter Körper.

Dieser Theorie steht die auf BORDET [10] zurückgehende gegenüber, die den Agglutinationsablauf in zwei Phasen trennt.

In der ersten Phase soll eine Antigen-Antikörperbindung in der Art einer spezifischen chemischen Verbindung entstehen (KOSSOVITSCH und CANAT [46]).

SCHRÖDER [79] ist allerdings der Meinung, daß dieser Bindung lediglich eine Adsorption zugrunde liegt, die durch die positive Ladung der Agglutinine im Serum und die negative Ladung der Stromalipoide begünstigt wird. Sodann wird durch die im Milieu vorhandenen Elektrolyte die Ladung dieser primären Antigen-Antikörperkomplexe bis zu einem kritischen Potential reduziert (SCHRÖDER [80]), bei dem die Kohäsion die Abstoßung überwiegt.

Es kommt in der zweiten, nicht spezifischen Phase zur Agglomeration, ähnlich wie Elektrolyte empfindliche Kolloide zur Ausfällung bringen (HÖBER [41]).

Weitgehend unabhängig ist die Agglutination von dem pH des Milieus, sofern sie zwischen pH 4,8 und pH 8,5 abläuft (SCHRÖDER [79]). Ihr Optimum liegt bei pH 6.

4. Die quantitative Bestimmung der Hämagglutinine

Man kann Hämagglutinine in einem Serum nach mehreren Methoden quantitativ bestimmen, von denen hier nur die "Röhrchenmethode" als gebräuchlichste beschrieben werden soll. Sie ist unbefriedigend, da sie den Anforderungen, die man an eine exakte Nachweismethode stellen muß, nicht voll entspricht.

Prinzip dieses Nachweises ist, agglutininhaltiges Serum in bestimmten Verhältnissen zu verdünnen. Dadurch sinkt die Konzentration der Agglutinine soweit ab, daß nur noch wenige Blutkörperchen zusammengeballt werden können, bzw. daß bei starker Verdünnung gar keine Agglomeration mehr eintreten kann.

Man stellt hierbei in Reagenzgläsern mit physiologischer Kochsalzlösung eine fortlaufende Verdünnungsreihe von agglutininhaltigem Serum her. Das erste Glas enthält 1 cm^3 Serum, alle folgenden Gläser 0,5 cm^3 physiologische Kochsalzlösung. Nun wird 0,5 cm^3 Flüssigkeit des ersten Glases in das zweite überpipettiert, gut durchgemischt und wieder 0,5 cm^3 dieser Flüssigkeit in das dritte Glas gegeben. So verfährt man bis zum Ende der Verdünnungsreihe.

Dadurch erhält man die Verdünnungsverhältnisse unverdünnt 1:1, 1:2, 1:4, 1:8, 1:16, 1:32 usw. Das letzte Glas der Verdünnungsreihe enthält NaCl ohne Serumzusatz und dient als Kontrolle.

Sodann wird in jedes Röhrchen die gleiche Menge in NaCl aufgeschwemmter Blutkörperchen gebracht. Die Konzentration der Aufschwemmung beträgt 3 oder 5 %.

Die Gläser bleiben, nachdem ihr Inhalt gut durchgemischt worden ist, für eine bestimmte Dauer - 60 Minuten, 90 Minuten oder länger - bei Zimmertemperatur oder im Brutschrank bei 37° C stehen. Innerhalb dieser Zeit läuft die Reaktion zwischen Agglutininen und Blutzellen ab.

Das Ergebnis dieser Reaktion ermittelt man, indem der Inhalt jedes Gläschens durch leichtes Schütteln oder Beklopfen aufgewirbelt wird. Bei vorliegender Agglutination steigen in klarer Flüssigkeit größere oder kleinere Agglomerate auf. Bei negativem Reaktionsausfall steigen zigarettenrauchähnliche Schlieren hoch, bis die Flüssigkeit schließlich wieder ein homogenes Gemisch wird. Die größten Agglutinate werden mit ++++, die etwas geringeren mit +++, dann absteigend mit ++, + und - bezeichnet.

Man nennt diese Art des Nachweises "Titration". Der letzte Verdünnungsgrad, bei welchem eben noch sichtbare Agglomerate zu finden sind, stellt den sogenannten "Endtiter" dar. Dieser bedeutet also, daß bei dem Verdünnungsverhältnis 1 : n das Serum gerade noch so viele Agglutinine enthält, daß einige Erythrocyten agglutiniert werden können.

Diese Methode weist mehrere Mängel auf:
Einmal ist eine feinere Differenzierung zwischen "gerade noch positiv" und "negativ" so gut wie ausgeschlossen. Man nimmt daher zur Beurteilung des Reaktionsausfalles das Agglutinoskop zu Hilfe. Mit diesem Gerät wird der Inhalt eines Kontrollgläschens, in dem Erythrocyten in physiologischer Kochsalzlösung aufgeschwemmt sind, mit dem Inhalt des Gläschens,

welches verdünntes Serum mit Erythrocyten enthält, verglichen. Mit dem Agglutinoskop kann feiner als mit bloßem Auge unterschieden werden. Ob es sich aber bei kleinsten Ballungen um echte Agglutinate, dichtere Schlieren oder um Geldrollenbildung handelt, läßt sich auch damit nicht ermitteln.

Ein weiterer Nachteil der Röhrchenmethode ist, daß durch jedes Schütteln oder Beklopfen des Glases oder durch Veränderungen seiner Lage - zumal wenn sie aus der Vertikalen in die Horizontale stattfindet - kleinere Agglomerate leicht auseinandergeschüttelt und dadurch der Beurteilung entzogen werden. Dieser Nachteil entfällt lediglich bei zähflüssigen Sera. Verschiedene Sera unterscheiden sich aber bezüglich ihrer Zähigkeit unabhängig von der Höhe ihres Endtiters voneinander, so daß die Agglutinate besser oder schlechter zusammengehalten werden. HANSEN [36] ist deshalb der Ansicht, daß bei einer Beurteilung der Bodensatz nicht aufgeschüttelt werden darf, da die Agglutinate dadurch mehr oder weniger auseinanderfallen. Die Haftfähigkeit ist nicht vom Agglutiningehalt, sondern von physikalischen Eigenschaften des Serums abhängig. HANSEN [37] fand Titersenkung in einem Serum von 1 : 156 bis auf 1 : 32, nur weil dieses Serum dünnflüssig war, und die Agglomerate durch Schütteln sofort auseinanderfielen.

Man kann mit der beschriebenen Methode keine geringen Schwankungen der Titerhöhe bestimmen, da die Unterschiede zwischen den einzelnen Verdünnungsgraden zu groß sind. Die Agglutininkonzentration sinkt bei jedem folgenden Verdünnungsgrad um die Hälfte des vorherigen. Dadurch können geringe Abweichungen der Titerhöhe, zumal wenn es sich um Sera mit hohen Endtitern handelt, nicht erfaßt werden. Man kann dies umgehen, indem man andere Verdünnungsverhältnisse wählt, z.B. um ein Zehnfaches verdünnt. Das läßt sich für Sera mit niedrigem Titer durchführen, bei hohen Titerwerten bekommt man dann aber so umfangreiche Verdünnungsreihen, daß technische Unzulänglichkeiten, wie z.B. Pipettierfehler, nicht zu vermeiden sind.

Diese ungenaue Methode hat auch andere Autoren nicht befriedigt. Es ist deshalb immer wieder versucht worden, den Grad der Hämagglutination auf andere Weise quantitativ zu bestimmen. Die Folge davon ist, daß sehr viele Methoden für den Agglutininnachweis angegeben worden sind, die aber auch unzureichend sind und meist nur Modifizierungen der Röhrchenmethode darstellen. Wir haben für unsere Bestimmungen ebenfalls versucht, die Mängel der Röhrchenmethode zu umgehen und deshalb eine eigene Bestimmungsmethode angewendet.

5. Eigenes Nachweisverfahren

Wir benutzten für unsere Untersuchungen eine modifizierte Objektträgermethode, indem wir die Reaktion zwischen Agglutininen und Blutkörperchen auf Objektträgern ablaufen ließen.

Von dem Serum stellten wir uns, wie bei der Röhrchenmethode, in Reagenzgläsern eine Verdünnungsreihe mit den Verdünnungsgraden

$1:1, 1:2, 1:4, 1:8, 1:16, 1:32, 1:64$ usw.

her.

$0,08 \text{ cm}^3$ der Flüssigkeit eines jeden Glases wurde mit Blutzuckerpipetten auf Objektträger so überpipettiert, daß die Flüssigkeit auf jedem Objektträger eine fast kreisförmige Fläche von ca. 1,5 cm Durchmesser einnahm.

Die Blutkörperchen fügten wir zu den Serumverdünnungen nicht als NaCl-Aufschwemmung zu, sondern rührten sie mit der Platinöse gleichmäßig in die Lösungen auf den Objektträgern ein. Durch leichtes Schwenken der Objektträger gerieten die in den Serumverdünnungen befindlichen Erythrocyten in Bewegung, und es trat alsbald Agglutination ein.

Um jeden Versuch reproduzieren und die einzelnen Versuchsergebnisse miteinander vergleichen zu können, erschien es uns wichtig, für jeden Fall mit gleichen Verhältnissen zu arbeiten. Dazu gehörte auch, daß wir die amtlich geeichte Blutzuckerpipette der ungenaueren Tropfpipette vorzogen.

Die Blutkörperchen gewannen wir für jede Untersuchung frisch von dem gleichen Spender der Blutgruppe A1MN. Aus der gestauten Armvene entnahmen wir 5 cm^3 Blut, welches in Natrium-Citricum aufgefangen und 15 Minuten bei 3 000 U/min zentrifugiert wurde. Die überstehende Flüssigkeit saugten wir mittels Wasserstrahlpumpe ab und wuschen den Bodensatz mit physiologischer Kochsalzlösung.

Da durch 12 bis 15 Minuten langes Zentrifugieren der Blutkörperchenaufschwemmung bei 3 000 U/min die Flüssigkeit aus dem Bodensatz bis zu 97 % herausgepreßt wird, zentrifugierten wir die gewaschenen Blutkörperchen jedesmal 15 Minuten bei 3 200 U/min. Wir erhielten so eine gleiche Blutkörperchenkonzentration im Bodensatz. Die überstehende Waschflüssigkeit wurde abgesaugt.

Zu jeder Serumverdünnung gaben wir mit derselben Platinöse die Blutzellen zu. Vergleichende Zählungen der Zellenzahlen im Serum-NaCl-Gemisch mittels Erythrocytenpipette und Thoma-Zeiss-Zählkammer ergaben, daß sich zwischen 660 000 und 770 000 Blutzellen im mm^3 befanden, somit durchschnittlich 710 000 Erythrocyten je mm^3. Die Abweichung vom gleichen Mittelwert betrug + 8,4 % und - 7 %.

Um die Blutkörperchen auf den Objektträgern gleichmäßig in allen Verdünnungsflüssigkeiten bewegen zu können, bedienten wir uns einer mechanischen Einrichtung. Wir verwendeten einen elektrischen Bewegungsapparat (Firma Fritz Kniese, Marburg), der aus einer mit Schaumgummi belegten 25 x 25 cm großen Platte besteht, die durch einen exzentrischen Antrieb rotiert wird. Die Platte und jeder auf ihr befindliche Teil beschreibt somit einen Kreis, dessen Durchmesser ca. 3 cm beträgt. Der elektrische Antrieb wird über einen Schiebewiderstand geregelt, so daß die Platte mit verschiedenen Geschwindigkeiten bewegt werden kann. Auf dieser Apparatur brachten wir ein Gestell an, bestehend aus einer Milchglasscheibe, die von unten durch zwei 15-Watt-Glühbirnen beleuchtet wurde. Auf diese Milchglasscheibe wurden bis 20 Objektträger gelegt und mit einer Geschwindigkeit von 75 U/min gleichzeitig rotiert.

Diese Umdrehungszahl des Bewegungsapparates ist so gering, daß sich die Erythrocyten in der Flüssigkeit gleichmäßig und ruhig bewegen, aber sie ist wiederum nicht so groß, daß feinere Agglutinate zerstört werden könnten.

Wir hatten die Umdrehungszahl von 75 U/min in Vorversuchen ermittelt und außerdem festgestellt, daß dabei die Reaktion zwischen Agglutininen und Blutkörperchen nach 30 Minuten beendet war. Bei einer Reaktionsdauer von 60 und 90 Minuten war die Agglutination nicht stärker ausgefallen als bei 30 Minuten. Gegen die beleuchtete Unterfläche konnten wir den Reaktionsablauf genau verfolgen.

Die Bewertung des Agglutinationsbildes wurde mikroskopisch vorgenommen. Wir legten den Objektträger unter das Objektiv eines Mikroskops, durch leichtes Anheben einer Kante brachten wir die Blutkörperchen in Bewegung und konnten bei 80facher Vergrößerung die Agglutinate gut zwischen ungeballten Erythrocyten erkennen. Bei der mikroskopischen Betrachtung konnten wir echte Agglutinate leicht von durch bloße Adsorption enger zusammengelagerten Blutzellen unterscheiden und auch Geldrollenbildung der Erythrocyten abtrennen.

Die Beurteilung des Grades der Agglutination nahmen wir nach folgender Einteilung vor:

++++	sehr stark positiv
(++++)	noch sehr stark positiv
+++	stark positiv
(+++)	noch stark positiv
++	gut positiv
(++)	noch gut positiv
+	positiv
(+)	gerade noch positiv
-	negativ

Mit dem Kreuz in Klammern (+) wurde der Verdünnungsgrad bezeichnet, in dem gerade noch, mikroskopisch sichtbar, Agglutination vorhanden war, also der Endtiter des Serums.

Die Vielzahl unserer Untersuchungen ließ erkennen, daß sich in einem für das bloße Auge homogen erscheinenden Gemisch von Blutkörperchen und Flüssigkeit doch noch Agglutinate befanden, die nur bei entsprechender mikroskopischer Vergrößerung sichtbar wurden. Vereinzelt am Rande der Flüssigkeit auf dem Objektträger aufgetretene Eintrocknungserscheinungen konnten ganz deutlich von echten Agglutinationen unterschieden werden, zumal sie sich bei leichtem Fließen der Erythrocyten in der Flüssigkeit nicht mitbewegten.

Unsere Methode hat gegenüber der Röhrchenmethode folgende Vorteile:

1. Es kann durch die mikroskopische Beurteilung der Reaktionsergebnisse der Endtiter eines Serums viel genauer ermittelt werden, als dies bei der Betrachtung mit bloßem Auge oder dem Agglutinoskop möglich ist.
2. Die Zähflüssigkeit des Serums kann keine Agglutination vortäuschen, weil eine adsorptive Aneinanderlagerung der Erythrocyten deutlich von Agglutination zu unterscheiden ist.
3. Feinste Agglutinate werden nicht durch Beklopfen eines Glases auseinandergeschüttelt.

4. Die Reaktion zwischen Blutzellen und Agglutininen kann schneller ablaufen, da die Erythrocyten in der Flüssigkeit dauernd bewegt werden. Dadurch tritt das Agglutinin unmittelbarer in die Zwischenräume der Erythrocyten ein, als dies bei ruhig stehendem Reagenzglas möglich ist.

Wegen der genannten Vorteile haben wir unsere Untersuchungen alle in der angegebenen Art durchgeführt.

Das Serum wurde für die Agglutininbestimmung entsprechend vorbereitet. Wir entnahmen unter sterilen Kautelen für jede Bestimmung aus der Ohrvene der Kaninchen ca. 2,5 cm^3 Blut, welches wir in Zentrifugengläschen auffingen und sofort in den Kühlschrank stellten. Die Aufbewahrung im Kühlschrank ist für die Entfernung der Kälteagglutinine wichtig. Nach LANDSTEINER [49] enthält nämlich das Serum ein Kälteagglutinin, welches auch fremde Blutkörperchen agglutiniert und dadurch die echten Hetero-Hämagglutinine in ihrer Wirkung beeinflußt. Dieses Kälteagglutinin bindet sich bei Temperaturen unter 5° C an die eigenen Blutkörperchen (AMSEL und HIRZFELD [1]) und verschwindet dadurch aus dem Serum.

Wir ließen das Blut 12 Stunden im Kühlschrank stehen, damit sich alle Kälteagglutinine mit den Kaninchenerythrocyten verbinden konnten. Nach dieser Kälteeinwirkungszeit gewannen wir durch scharfes Zentrifugieren das Serum, welches anschließend im Wasserbad bei 56° C für 30 Minuten inaktiviert wurde. Durch Erhitzen auf 56° C wird das Komplement zerstört und somit eine Hämolyse vermieden (LATTES [50]).

Der Agglutiningehalt des inaktivierten Serums wurde am gleichen Tage bestimmt, jedoch ein Teil des Serums für die Doppelbestimmung des nächsten Tages im Kühlschrank aufbewahrt. Ohne daß die Agglutininmenge verändert wird, kann man ein Serum bis 5 Tage aufbewahren, allerdings nur bei niedrigen Temperaturen (SCHÖTT [78]).

Wir bestimmten bei unseren Untersuchungen über den Einfluß der Höhe auf die Hämagglutinine des Kaninchens über mehrere Tage die Titerhöhe des Kaninchenserums.

Dazu entnahmen wir unseren Versuchstieren täglich Blut.

Jedes Serum wurde zweimal auf seinen Hämagglutiningehalt geprüft. Das am letzten Tag entnommene Serum wurde zusammen mit dem Serum untersucht, welches am vorhergegangenen Tage vom gleichen Tier gewonnen worden war. Wir verglichen die Agglutinationsergebnisse miteinander, indem die beiden Sera in einem Arbeitsgang untersucht wurden. Dadurch konnten wir den Reaktionsablauf in den einzelnen Verdünnungsgraden der beiden vom gleichen Tier zu verschiedenen Zeiten gewonnenen Sera nebeneinander auf den Objektträgern verfolgen und die Größen der Agglutinate miteinander vergleichen.

Wir mußten für die zweimalige Bestimmung des Hämagglutinintiters den Kaninchen verhältnismäßig viel Blut entnehmen. Kontrollen des Hämoglobingehaltes und der Erythrocytenzahl zeigten aber, daß die Tiere den Blutverlust schnell wieder ersetzten.

6. Höhenversuche

Das Ziel unserer Untersuchungen war, festzustellen, wie sich natürliche und Immun-Hämagglutinine des Kaninchens verhalten, wenn das Tier großen Höhen ausgesetzt wird. Besonders wichtig erschien uns dabei, ob sich die Bildung der Immun-Hämagglutinine durch längere Höhenaufenthalte der Versuchstiere beeinflussen läßt.

Für die Untersuchungen über das Verhalten der natürlichen Hämagglutinine wählten wir 17 Versuchstiere aus, die verschiedenen Höhen für kürzere oder längere Zeiten ausgesetzt wurden.

Die Tiere waren etwa 9 Monate alt und ca. 3 000 g schwer. Ihre normale Fütterung (Kohl, Rüben, Hafer) wurde während der Dauer der Versuche nicht verändert.

Die "Höhenaufstiege" führten wir in einer Unterdruckkammer durch, die aus einem liegenden Zylinder von 2 m Durchmesser und 6,6 m^3 Rauminhalt besteht. In der Unterdruckkammer wurden die gewünschten Unterdrucke durch Evakuierung erzeugt.

Als "Aufstieg" bezeichnen wir die Zeit vom Beginn der Evakuierung bis zum Erreichen des gewünschten Gipfelpunktes und als "Abstieg" die Zeit vom Beginn der Frischluftzufuhr in die Kammer bis zum Erreichen des normalen Luftdrucks (760 mm Hg). Die in dieser Arbeit gemachten Druck- und Höhenangaben beziehen sich auf die Internationale Normalatmosphäre (INA) (RUFF und STRUGHOLD [70]).

In regelmäßigen Abständen von 20 bis 30 Minuten wurde die Kammer "durchgewaschen", indem von außen Frischluft zugeführt und Kammerluft in gleicher Menge abgesaugt wurde. Zu einer Anreicherung der Kammerluft mit CO_2 konnte es dadurch nicht kommen.

Zuerst untersuchten wir den Einfluß kurzer Höhenaufstiege auf den Hämagglutinintiter des Kaninchens.

Versuch 1

Zwei Kaninchen wurde das Blut entnommen und die Tiere wurden anschließend in der Unterdruckkammer in 6 Minuten auf eine Höhe von 10 000 m = 197,8 mm Hg gebracht. Beide Tiere zeigten die für Kaninchen in großen Höhen typische Reaktion: Opisthotonus, sehr forcierte Atmung, die später in Schnappatmung überging. Nach 30 Minuten und 30 Sekunden stellten wir in der Kammer wieder normalen Luftdruck her und entnahmen sofort, sowie 10, 20 und 35 Minuten nach dem Abstieg Blut zur Titeruntersuchung.

Die Bestimmung am nächsten Tage zeigte, daß der Titer beider Kaninchen in den vor dem Höhenaufstieg entnommenen Sera genau so hoch war wie die Titer der nach dem Höhenabstieg in verschiedenen Abständen entnommenen Sera.

VT 59	E_1	E_2	E_3	E_4	E_5
1:1	++++	++++	++++	++++	++++
1:2	+++	+++	+++	+++	+++
1:4	(+++)	++	++	++	(+++)
1:8	++	(++)	(++)	(++)	++
1:16	+	+	+	+	+
1:32	(+)	(+)	(+)	(+)	(+)
1:64	-	-	-	-	-

A b b i l d u n g   6a

Abbildung 6 zeigt die ermittelten Titerwerte der beiden Versuchstiere. Mit E haben wir die Blutentnahme bezeichnet; es bedeutet E_1 die Blutentnahme vor dem Aufstieg, E_2 sofort, E_3 10 Minuten, E_4 20 Minuten und E_5 35 Minuten nach dem Abstieg.

VT 75	E_1	E_2	E_3	E_4	E_5
1:1	++++	++++	(++++)	++++	++++
1:2	+++	+++	+++	+++	+++
1:4	++	++	++	(++)	++
1:8	+	+	+	+	+
1:16	(+)	(+)	(+)	(+)	(+)
1:32	-	-	-	-	-
1:64	-	-	-	-	-

Abbildung 6b

Versuch 2

Mit einem Kaninchen stiegen wir nach vorheriger Blutentnahme in 8 Minuten auf 8 000 m = 266,6 mm Hg auf. Bei Erreichen der gewünschten Höhe wurde dem Tier Blut entnommen und nochmals nach 30 Minuten Aufenthalt auf 8 000 m. Danach erfolgte der Abstieg in 5 Minuten auf 760 mm Hg. Sofort nach dem Abstieg und nach 30 Minuten wurde abermals Blut entnommen. Aus Abbildung 7 ersieht man, daß die Titerwerte aller 5 Blutentnahmen (E_1 vor Aufstieg, E_2 und E_3 in der Höhe, E_4 und E_5 nach Abstieg) die gleichen sind. Der Höhenaufstieg in dem angegebenen Ausmaß hat sich folglich auf die Hämagglutinine nicht ausgewirkt.

VT 88	E_1	E_2	E_3	E_4	E_5
1:1	++++	++++	++++	++++	++++
1:2	(++++)	++++	(++++)	(++++)	++++
1:4	+++	(++++)	+++	+++	+++
1:8	++	+++	++	++	++
1:16	+	(++)	+	+	+
1:32	(+)	(+)	(+)	(+)	(+)
1:64	-	-	-	-	-

Abbildung 7

Versuch 3

Vier Kaninchen wurden in zwei Gruppen nach vorherigen Blutentnahmen in der U-Kammer in 8 Minuten auf 8 000 m = 266,6 mm Hg "geschleust", wo sie 35 Minuten verblieben. Die zweite Blutentnahme erfolgte 20 Minuten nach dem Abstieg.

Versuch 4

Drei Kaninchen wurden wie in Versuch 3 in 8 Minuten auf 8 000 m gebracht, doch blieben sie diesmal 50 Minuten in dieser Höhe. 20 Minuten nach dem Abstieg wurde die zweite Blutentnahme durchgeführt.

Die Hämagglutininbestimmung ergab, daß bei allen sieben Tieren der Versuche 3 und 4 die Titerhöhe vor und nach dem Höhenaufenthalt gleichgeblieben war.

Aus diesen vier Versuchen konnten wir das vorläufige Ergebnis erkennen, daß der Agglutiningehalt des Kaninchenserums unverändert bleibt, wenn die Tiere 3 1/2 Minuten, 35 Minuten und 50 Minuten Höhen von 10 000 und 8 000 m ausgesetzt werden.

Bei folgenden Versuchen verlängerten wir die Aufenthaltszeiten in der Höhe beträchtlich.

Versuch 5

Zwei Kaninchen stiegen nach vorheriger Blutentnahme in 8 Minuten auf 8 000 m auf. Die Tiere verblieben auf dieser Höhe 4 Stunden. Wir wuschen während dieser Zeit die Kammer alle 20 Minuten durch. Nach 4 Stunden erfolgte der Abstieg in 7 Minuten auf 0 m. Sofort wurde zum zweiten Male Blut entnommen und ein drittes Mal 20 Minuten später.

Die Titeruntersuchung zeigte keine Veränderung des Agglutiningehaltes der drei zu verschiedenen Zeiten entnommenen Sera.

Wir ersahen aus diesem Versuch, daß auch mehrstündiger Höhenaufenthalt bei 8 000 m die Hämagglutininkonzentration im Blutserum von Kaninchen nicht verändert.

Nachdem wir den Einfluß des <u>einmaligen</u> Höhenaufstieges auf die Hämagglutinine untersucht hatten, interessierte uns die Frage, ob <u>wiederholte</u> Höhenaufstiege auf den Agglutinintiter einwirken.

Versuch 6

Wir wählten fünf Kaninchen aus und bestimmten am 1., 5., 1o., 12., 14. und 15. Versuchstag ihren Agglutinintiter. Dieser zeigte bei allen fünf Tieren an jedem Bestimmungstag gleiche Höhe. Vom 16. bis 34. Tag des Versuches wurden vier und fünf Kaninchen täglich 2 1/2 Stunden einer Höhe von 7 000 m = 3o7,8 mm Hg ausgesetzt. Das fünfte Tier blieb als Kontrolltier ohne Höhenbehandlung. Nach dem Abstieg der Versuchstiere entnahmen wir jeden 2. Tag allen fünf Kaninchen Blut zur Titeruntersuchung.

Das Ergebnis dieses Versuches war eindeutig:
Das Kontrolltier zeigte während der Dauer des Versuches bei jeder Bestimmung gleiche Titerhöhe. Drei der vier Höhentiere verhielten sich wie das Kontrolltier, da der Agglutiningehalt in ihren Sera konstant blieb. Die Titer des vierten Versuchstieres waren bis zum 18. Versuchstag ebenfalls gleich hoch. Ab 19. Versuchstag - nach dem 4. Höhenaufstieg - ermittelten wir bei jeder folgenden Bestimmung den Endtiter dieses Tieres um einen Verdünnungsgrad tiefer. Diese niedrigere Agglutininkonzentration blieb auch nach Beendigung der Höhenbehandlung noch bestehen.

Der Grund für diesen plötzlichen Abfall des Hämagglutinintiters dieses einen Tieres blieb unklar. Da die Ergebnisse der drei übrigen Versuchstiere von dem des Kontrolltieres nicht abwichen, kann nicht angenommen werden, daß die Titeränderung des vierten Versuchstieres durch die Höhenbehandlung bewirkt wurde. Das Versuchstier zeigte weder Zeichen irgendwelcher Krankheiten, noch hattes es an Gewicht abgenommen.

Aus den Ergebnissen der Versuche über die natürlichen Hämagglutinine des Kaninchens geht hervor, daß längere oder kürzere Höhenaufenthalte keinen Einfluß auf diese Antikörper gegen Blutzellen haben

Nach dieser Feststellung untersuchten wir den Einfluß des Höhenaufhaltes auf die Immunhämagglutinine des Kaninchens. Uns interessierte, ob sich die immunisatorisch erzeugten Hämagglutinine des Kaninchens ebenso stabil wie die natürlichen Agglutinine verhalten.

Um diese Frage zu beantworten, wählten wir für

Versuch 7

vier Kaninchen aus, von denen drei mit menschlichen Blutzellen immunisiert wurden, während ein Tier als Kontrolltier unbehandelt blieb.

Wir immunisierten die Versuchstiere mit den gleichen menschlichen Blutkörperchen wie wir sie für die Bestimmung des Agglutinintiters als Testblutkörperchen verwendeten.

Vor der Antigengabe wurde durch mehrere Untersuchungen die Höhe des normalen Agglutinintiters bestimmt. Sodann injizierten wir den drei Versuchstieren 5 cm^3 einer 20%igen Blutkörperchenaufschwemmung in die Ohrvene. Um möglichst hohe Agglutinintiter zu erhalten, verabreichten wir jedem Tier achtmal die angegebene Antigenmenge, indem wir alle vier Tage eine Injektion in die Ohrvene vornahmen.

Jeden zweiten Tag entnahmen wir den drei Versuchstieren und dem Kontrolltier Blut und verfolgten das Ergebnis der Immunisierung, welches auf Abbildung 8 wiedergegeben ist. Aus den Kurven ist ersichtlich, daß der Hämagglutinintiter des Kontrolltieres während dreimonatiger Versuchsdauer fast konstant auf gleicher Höhe geblieben ist.

Die Titer der drei immunisierten Versuchstiere stiegen beträchtlich an und erreichten schon nach der vierten Antigengabe eine Höhe, die auch durch vier weitere Blutkörpercheninjektionen nicht überschritten wurde.

Die Abbildung 8 zeigt weiterhin, daß nach gleicher Antigengabe die Versuchstiere 1o1 und 1o3 mehr Immunhämagglutinine erzeugten als Tier 1o2,

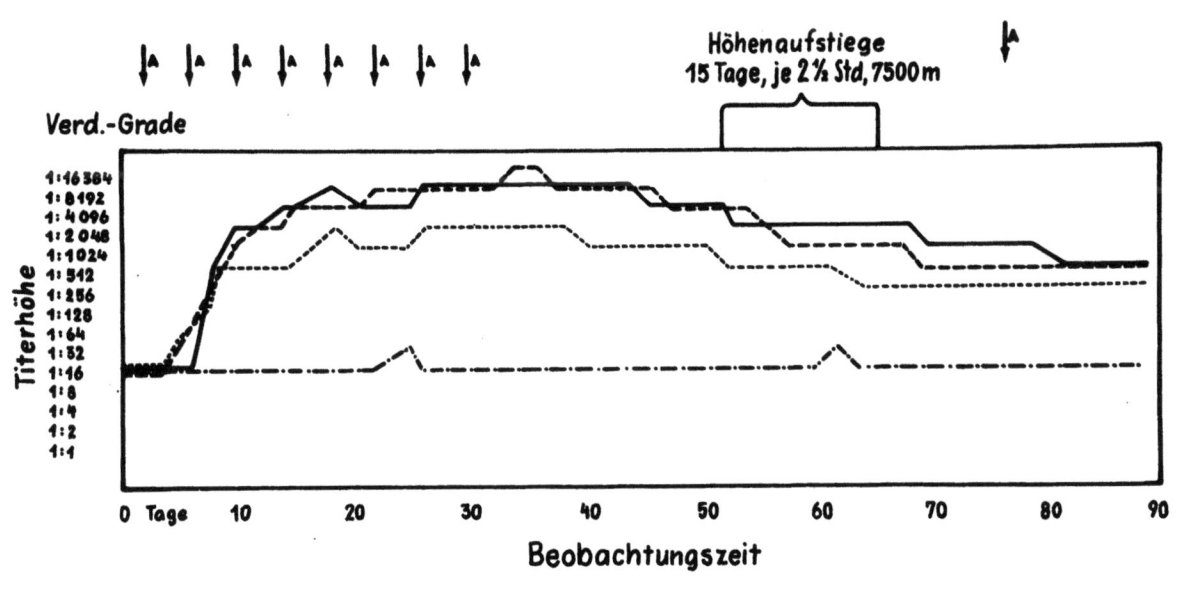

Abbildung 8

——— Tier 1o1; – – – – – Tier 1o3; ········· Tier 1o2;
— · — · — Kontrolltier 1o4; ↓A Antigengabe

obwohl alle drei Versuchstiere wie das Kontrolltier gleiche Ausgangstiterhöhen hatten.

Nachdem anzunehmen war, daß bei den immunisierten Kaninchen die höchste Agglutininkonzentration erreicht war, begannen wir mit der Höhenbehandlung. Tier 102 und 103 stiegen an 15 aufeinanderfolgenden Tagen in der U-Kammer auf 7 500 m = 286,8 mm Hg auf. Sie blieben täglich 2 1/2 Stunden auf dieser Höhe. Tier 101 blieb als immunisiertes Kontrolltier ohne Höhenbehandlung.

Der Kurvenverlauf der Abbildung 8 gibt deutlich wieder, daß die Titerhöhe der beiden Versuchstiere durch die Aufstiege auf 7 500 m Höhe nicht beeinflußt wurde. Zwar fielen die Titer der beiden Höhentiere während der Unterdruckbehandlung etwas ab, aber dieser Abfall kann nicht durch die Höhenaufstiege verursacht sein, denn bei Kontrolltier 101 verhielt sich der Titer ebenso. Die drei Kurven der Versuchstiere zeigen vielmehr, daß es sich um eine physiologische Titerabnahme handelte, die jedem immunisatorisch erzeugten Titeranstieg folgt.

Unsere weiteren Untersuchungen waren auf die Frage gerichtet, ob sich eine Höhenbehandlung auf die Entstehung von Immunhämagglutininen bei Kaninchen auswirkt.

Versuch 8

Wir wählten vier gleich alte Kaninchen von gleichem Gewicht und gleicher Hämagglutinintiterhöhe für diese Versuchsgruppe aus.

Durch sechs vorhergehende Titerbestimmungen stellten wir konstante Ausgangstiter fest. Danach wurden die Tiere immunisiert.

Wir injizierten jedem Tier einmal pro kg Körpergewicht 0,35 cm^3 menschliche Erythrocyten. Die Blutkörperchen waren wieder dieselben, die zur Titerbestimmung verwendet wurden. Sie wurden viermal gewaschen, ehe wir sie, in physiologischer Kochsalzlösung aufgeschwemmt, langsam in die Ohrvene der Kaninchen spritzten.

Sofort nach Einverleibung des Antigens wurden zwei der vier Tiere an sechs aufeinanderfolgenden Tagen für je 6 Stunden einer Höhe von 6 000 m ausgesetzt. Die Kammer wuschen wir in regelmäßigen Abständen durch, so daß keine CO_2-Anreicherung der Kammerluft eintreten konnte.

Wir entnahmen täglich nach dem Abstieg den zwei Versuchstieren und den nicht der Höhe ausgesetzten Kontrolltieren Blut und bestimmten den Hämagglutinintiter.

Auf Abbildung 9 ist die täglich ermittelte Titerhöhe graphisch dargestellt.

Der Verlauf der vier Kurven zeigt, daß die Versuchstiere die Immunhämagglutinine schneller als die Kontrolltiere gebildet haben.

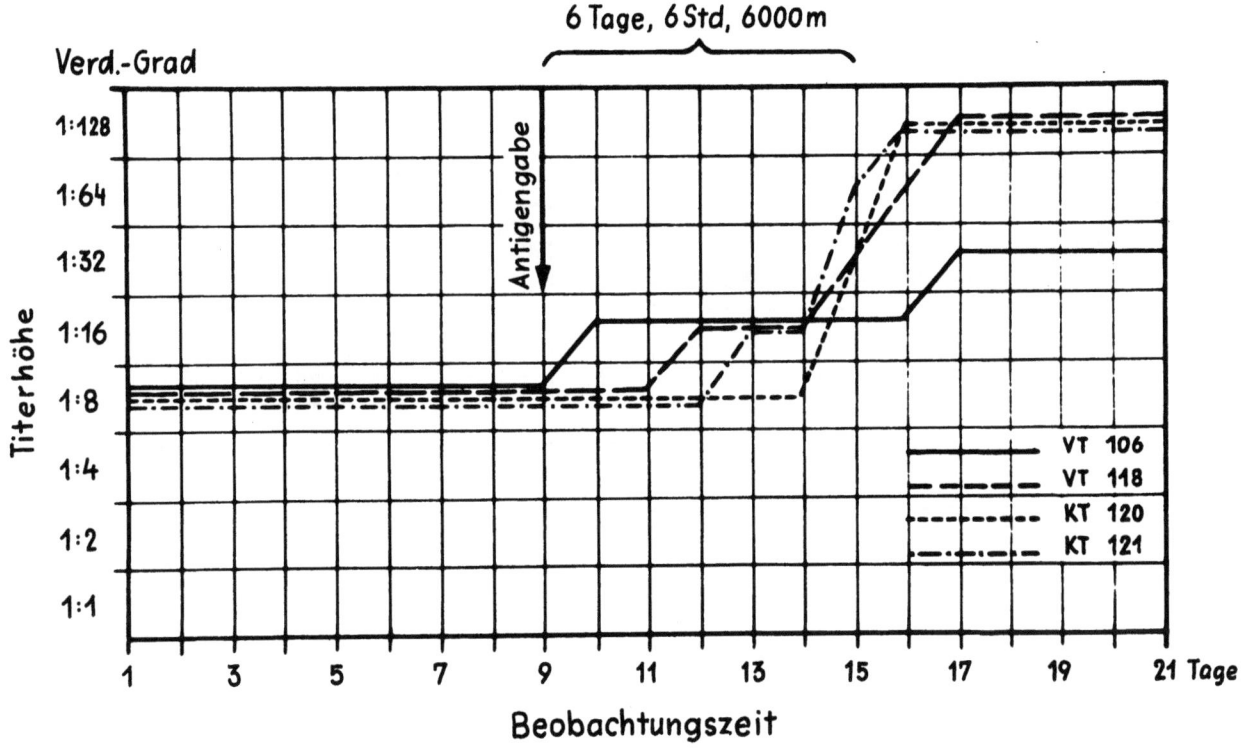

Abbildung 9

Die Titeranstiege von Tier 1o6 und 12o sind völlig unterschiedlich. Weniger Differenz besteht aber zwischen den Kurven von Tier 118 und Tier 121, so daß kein eindeutiger Unterschied zwischen dem Verhalten der Höhentiere und dem der Kontrolltiere besteht. Wir wiederholen daher diesen Versuch, um klarere Vergleichsmöglichkeiten zu bekommen.

Versuch 9

Es wurden für diesen Wiederholungsversuch sechs Kaninchen ausgewählt, die genauso immunisiert wurden, wie die Tiere des vorhergehenden Versuchs.

Nach der Antigeninjektion wurden vier Kaninchen in der U-Kammer an sechs aufeinanderfolgenden Tagen je 6 Stunden einer Höhe von 6 000 m ausgesetzt. Zwei Kaninchen dienten als Kontrolltiere. Täglich entnahmen wir nach dem Abstieg allen Tieren Blut und bestimmten den Agglutiningehalt. Das Ergebnis dieser Bestimmungen ist auf den Abbildungen 1o und 11 wiedergegeben.

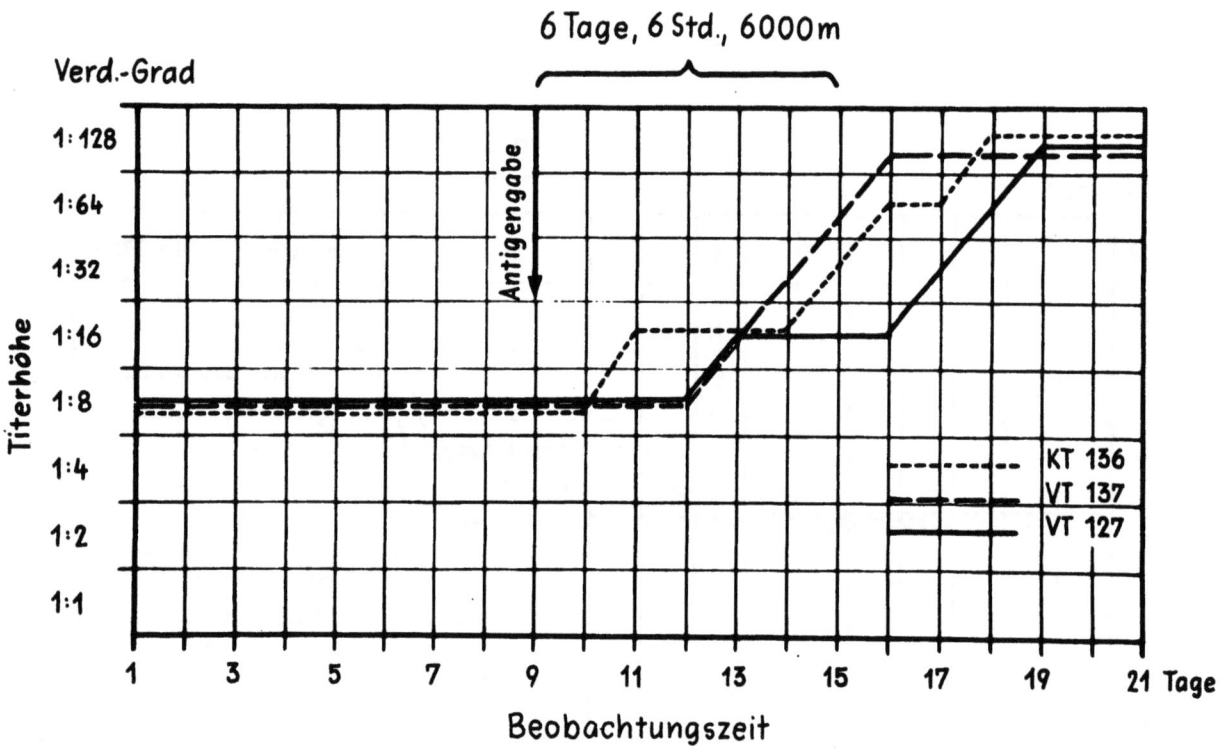

Abbildung 1o

Bei Betrachtung der Kurven dieser sechs Tiere sieht man, daß kein Unterschied zwischen den Kurven der Höhentiere und denen der Kontrolltiere besteht.

Die Kaninchen reagieren auf die Antigengabe nicht gleichmäßig, denn einige Tiere bilden schneller und andere langsamer Immunhämagglutinine. Direkt nach der Antigengabe einsetzende Höhenbehandlung in der von uns durchgeführten Art hat auf diese Antikörperbildung also keinen Einfluß.

Versuch 1o

Bei einer weiteren Versuchsgruppe, bestehend aus drei Versuchs- und zwei Kontrolltieren, gaben wir das Antigen nicht vor, sondern während der

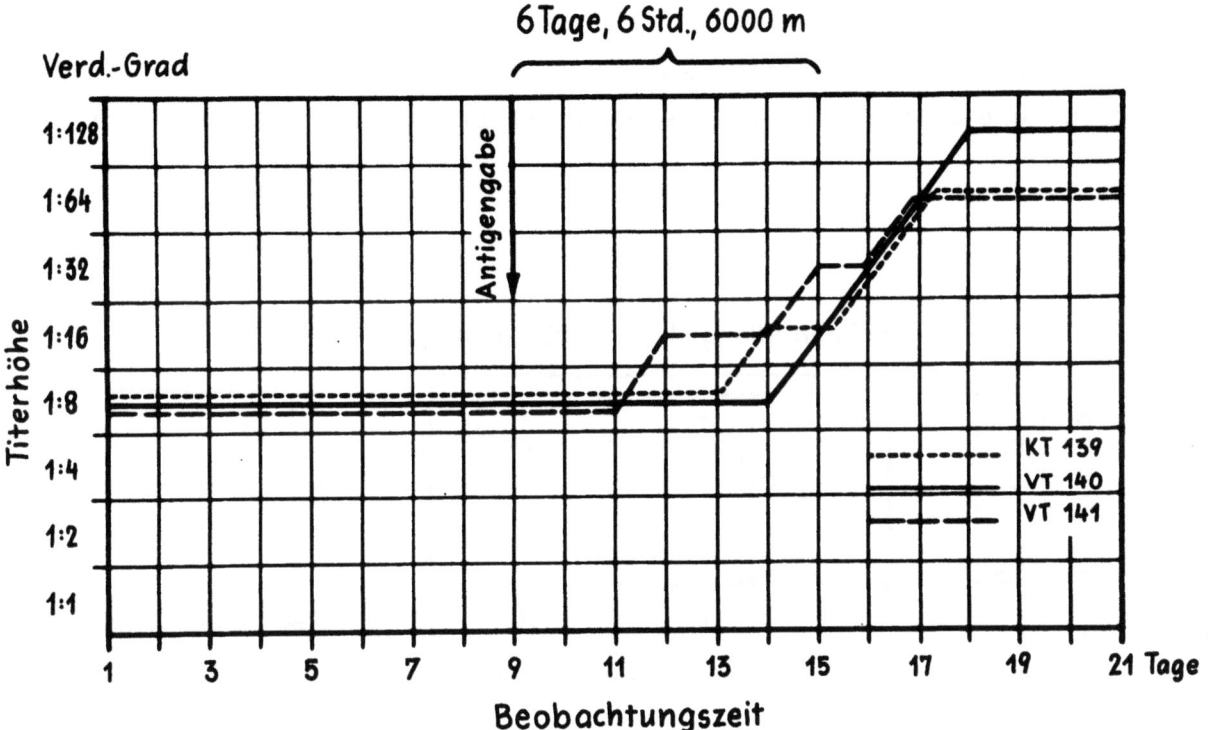

Abbildung 11

Höhenbehandlung. Es sollte damit festgestellt werden, ob das höhenangepaßte Kaninchen ebenso Immunhämagglutinine gegen menschliche Blutkörperchen erzeugt, wie ein nicht der Höhe ausgesetztes Tier. Die drei Versuchstiere wurden 5 Tage lang je 2o Stunden auf eine Höhe von 6 000 m gebracht. Den Hämagglutinintiter bestimmten wir täglich. Die Höhenanpassung der Tiere wiesen wir durch Zählung der Erythrocyten und Bestimmung des Hämoglobingehaltes nach. Hämoglobingehalt und Erythrocytenzahl waren nach fünf 20stündigen Höhenaufenthalten über den Ausgangswert hinaus bis zu einer bestimmten Höhe angestiegen, die durch weitere Höhenaufenthalte nicht überschritten wurde. Die Vermehrung der Erythrocyten im zirkulierenden Blut kann als sicheres Kennzeichen der Höhenanpassung gewertet werden (SCHUBERT [81]).

Vor dem 6. Höhenaufstieg spritzten wir den Versuchs- und den Kontrolltieren das Antigen in der auf Seite 43 beschriebenen Weise. Direkt nach der Antigengabe wurden die Tiere wieder fünf Tage lang für 2o Stunden 6 000 m Höhe ausgesetzt. Täglich entnahmen wir Blut zur Titerbestimmung und Kontrolle der Hämoglobin- und Erythrocytenwerte.

Das Verhalten des Hämagglutinintiters nach der Antigengabe ist auf Abbildung 12 graphisch dargestellt. Aus dem Kurvenverlauf geht hervor, daß die Höhentiere in gleicher Zeit ebensoviel Immunhämagglutinine gebildet

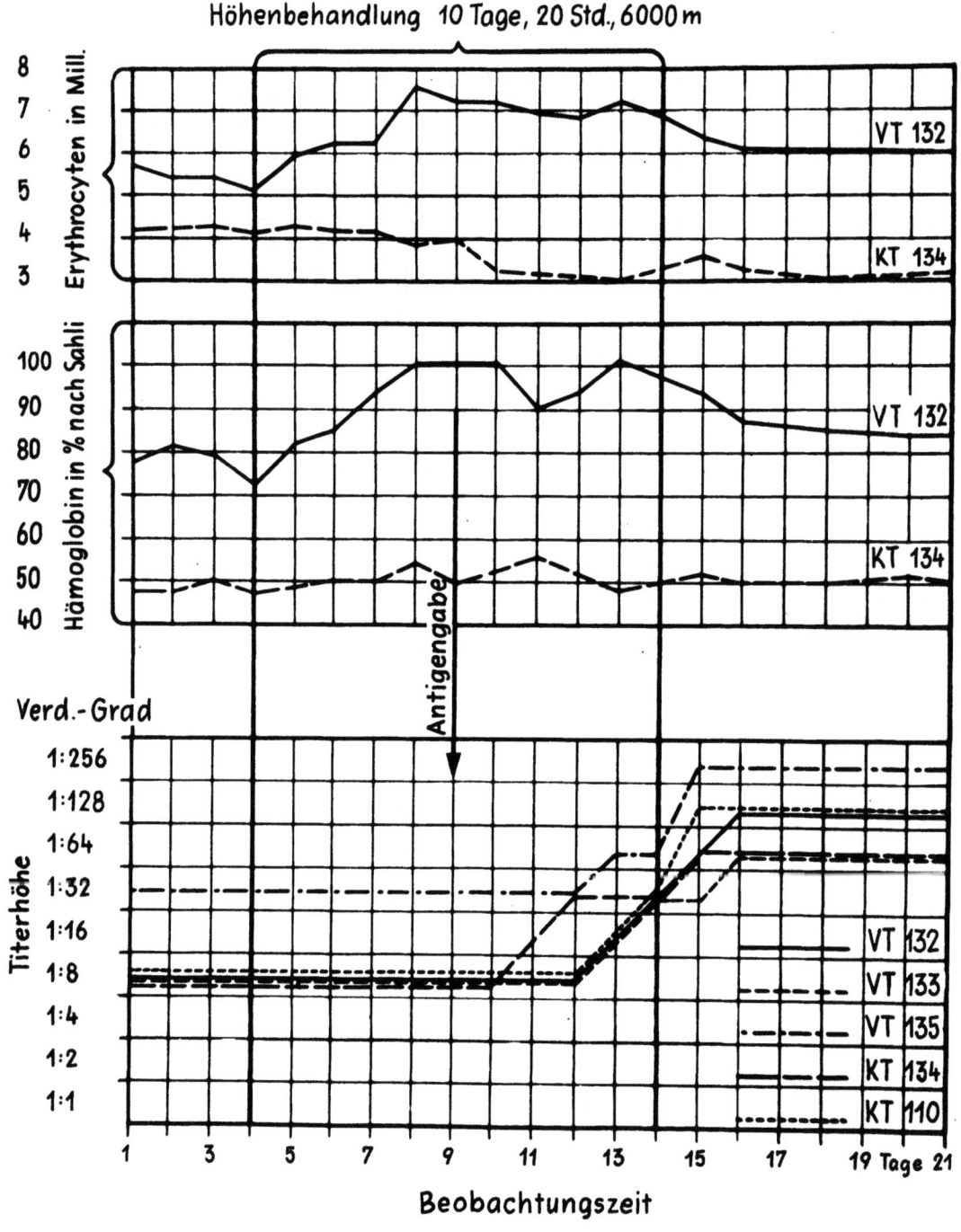

Abbildung 12

haben wie die Kontrolltiere, obwohl sie lang anhaltender Höhenbehandlung ausgesetzt waren.

Das Ergebnis dieses Versuches glich also dem der vorhergegangenen Versuche: Die Bildung von Immunhämagglutininen wird durch Höhenaufenthalte nicht beeinflußt.

Wir haben bei allen Versuchen über die Erzeugung der Immunhämagglutinine genau gleiche Versuchsbedingungen eingehalten. Die sechs Kontrolltiere der drei Versuchsgruppen waren gleich alt, gleich schwer und hatten gleiche Ausgangstiter. Da wir ihnen auch gleiche Antigenmengen spritzten, können wir sie zusammen als Gruppe der Kontrolltiere mit den beiden Höhentiergruppen der Versuche 8, 9 und 1o vergleichen.

Abbildung 13 zeigt das Verhalten der drei Tiergruppen bezüglich der Bildung der ersten nachweisbaren Immunkörpermengen:

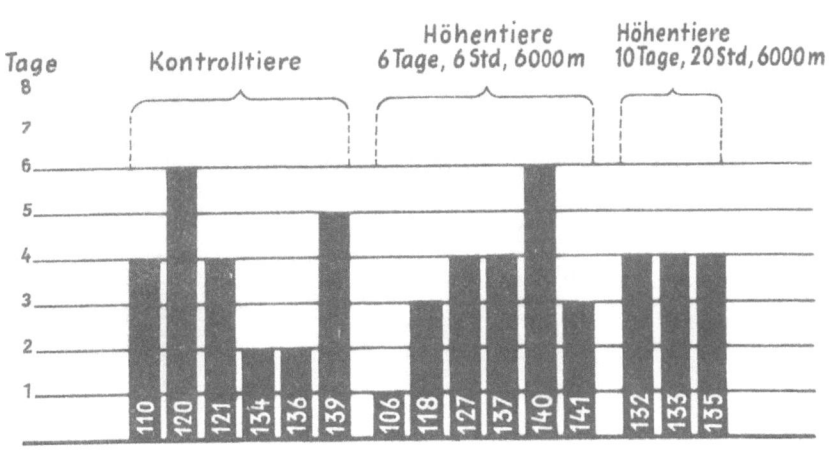

A b b i l d u n g   13

Als Kolumnen haben wir die Anzahl der Tage aufgetragen, nach der wir bei jedem Tier den Agglutinintiter um eine Verdünnungsstufe höher als den Ausgangstiter nachweisen konnten. Man sieht, daß bei den Kontrolltieren eine Schwankungsbreite von 2 bis 6 Tagen vorhanden ist. Beide Gruppen der Höhentiere reagierten außer Tier 1o6 wie die Kontrolltiere. Bei Tier 1o6 fanden wir schon nach einem Tag den Agglutinintiter erhöht. Alle anderen Tiere benötigten durchschnittlich 3 bis 4 Tage, ehe nachweisbar Antikörper gegen die eingespritzten menschlichen Blutkörperchen gebildet worden waren.

Abbildung 14 zeigt, wieviel Zeit die Tiere benötigten, um alle durch eine einmalige Antigenzufuhr hervorgerufenen Immunkörper auszubilden.

Daß außer einem Versuchstier (VT 127) die Höhentiere wie die Kontrolltiere nach 6 bis 9 Tagen die Antikörperbildung beendet haben, geht aus Abbildung 14 deutlich hervor, lediglich Tier 127 benötigte 1o Tage. Es ist unwahrscheinlich, daß diese zeitliche Verzögerung auf den Einfluß der Höhe zurückzuführen ist.

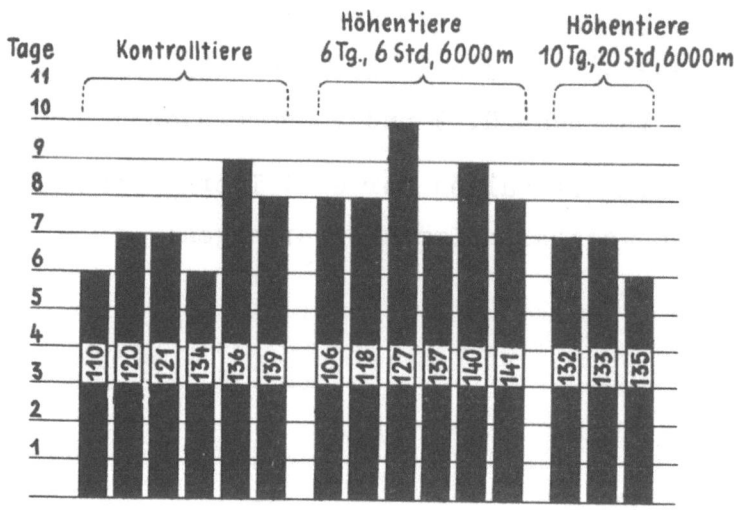

A b b i l d u n g   14

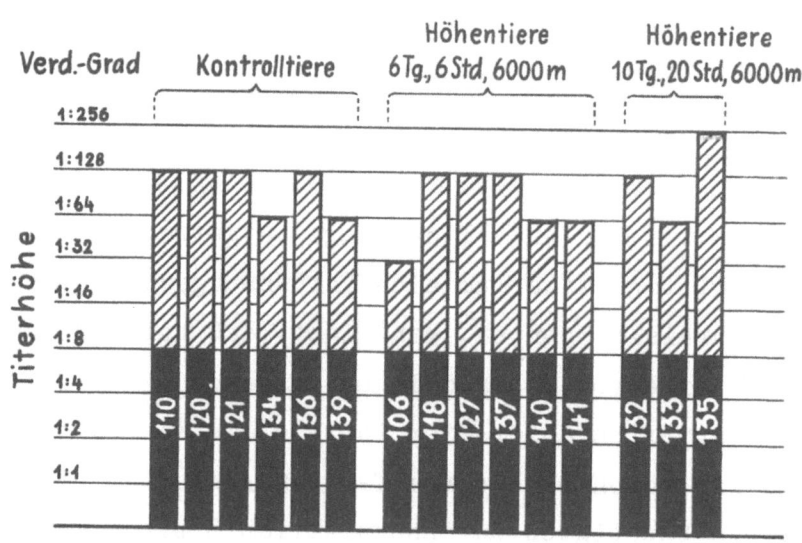

A b b i l d u n g   15

Vergleicht man die Anzahl der Immunhämagglutinine, die jedes Tier nach der Blutzelleninjektion gebildet hat, kommt man zu dem Ergebnis, daß sich die der Höhenwirkung ausgesetzten Tiere genau so verhalten haben, wie die Kontrolltiere. Abbildung 15 gibt diesen Vergleich wieder.

Der schwarz ausgezeichnete Teil der Kolumnen in Abbildung 15 stellt die Höhe des Ausgangs-Hämagglutinin-Titers dar. Der schraffiert gezeichnete Teil zeigt die Titerhöhe, die nach der Immunisierung erreicht wurde.

Aus dem gleichartigen Verhalten der Kontrolltiere und der Höhentiere können wir folgern, daß längere Höhenaufstiege auf die Bildung von Immunhämagglutininen keinen Einfluß ausüben.

7. Diskussion der Ergebnisse

Das Verhalten von spezifischen und unspezifischen Abwehrkörpern des Organismus unter dem Einfluß von Aufenthalten in großen Höhen ist schon mehrfach untersucht worden.

So ergab sich, daß z.B. die Bakterizidie des Serums durch Höhenaufstiege deutlich beeinflußt wird (v. LUDANY, GORETZKY und BERTA [101]). Ebenso konnte festgestellt werden, daß der Opsoninindex nach Höhenaufenthalten ansteigt (v. LUDANY [52]) und Präzipitine, Hämolysine und Bakteriolysine durch Höhenklima aktiviert werden (TAKAHASHI [86]). Bei Immunisierungsversuchen auf dem Jungfraujoch (3 475 m) ließ sich ein höherer Anti-Diphtherie-Toxin-Titer bei Meerschweinchen erzielen als bei gleichen Tieren, die in Bern (545 m) immunisiert wurden (KLINKHART und REGAMEY [44]). Auch auf die Bildung von Coli- und Typhusagglutininen sollen sich Höhenaufstiege fördernd auswirken (TAKAHASHI [86], MONACO [59]). Allerdings fand CIMMINO [15] nach längeren Höhenaufenthalten verringerte Typhusagglutininbildung. Außerdem ist bekannt, daß die Widerstandsfähigkeit von Versuchstieren gegen artefizielle Infektionen mit Tetanus-, Diphtherie-, Dysenterie- und Milzbrandbazillen nach kurzfristigen Höhenaufstiegen abnimmt.

Aus den angeführten Beispielen geht hervor, daß Aufenthalte und Aufstiege in großen Höhen gewisse Antikörper des Organismus in ihrem Verhalten sowohl fördern als auch hemmen.

Es lag daher die Vermutung nahe, daß auch die im Serum enthaltenen Hämagglutinine - die man ebenfalls zu den Antikörpern zählt - in irgendeiner Weise durch die Höhe beeinträchtigt oder gefördert werden.

Wir untersuchten deshalb bei 32 gleichen Versuchstieren das Verhalten der Hämagglutinine und sind nach genauer Prüfung zu dem Ergebnis gekommen, daß Höheneinwirkungen in einem für die Versuchstiere erträglichen Ausmaß - also ohne Höhenkrankheit - keinen Einfluß auf natürliche oder Immunhämagglutinine und deren Entstehung ausüben.

Dabei haben wir den Grad der Höheneinwirkung beträchtlich variiert, indem die Versuchstiere verschieden lange unterschiedlichen Höhen ausgesetzt wurden.

Besonders kritisch überprüften wir dabei die Bildung der Hämagglutinine im Unterdruck und gelangten zu der Feststellung, daß weder direkt nach der Antigengabe einsetzende Höhenaufenthalte noch vor der Antigenzufuhr begonnene Höhenbehandlung in der von uns durchgeführten Art die Bildung von Immunhämagglutininen beeinflussen.

Über das Verhalten der Hämagglutinine des Kaninchens im Unterdruck sind schon ähnliche Untersuchungen von TAKAHASHI [86] durchgeführt worden. Er kam zu dem Ergebnis, daß natürliche Hämagglutinine des Kaninchens gegen Hühnererythrocyten nach Höhenaufenthalten unverändert bleiben. Hingegen fand er die Entstehung von Immun-Hämagglutininen aktiviert, wenn sofort nach der Antigengabe eine Unterdruckbehandlung in einer pneumatischen Kammer durchgeführt wurde. Allerdings zeigten später einsetzende Höhenaufstiege seiner Versuchstiere auf die Entstehung von Immunhämagglutininen keine Wirkung.

Unsere Ergebnisse stimmen also teilweise mit den Befunden von TAKAHASHI [86] überein, denn wir haben ebenfalls keine Wirkung von kurzen und langdauernden Höhenaufstiegen auf die natürlichen Hämagglutinine des Kaninchens nachweisen können.

Auf die Entstehung von Immunhämagglutininen will TAKAHASHI aber eine fördernde Wirkung der Höhenaufenthalte gefunden haben. Wenn die Unterdruckbehandlung sofort nach der Antigengabe einsetzt und sechs Tage lang täglich Aufstiege auf 5 000 m Höhe für 6 Stunden durchgeführt werden, soll es am dritten Tag nach der Antigengabe zu einer deutlichen Steigerung des Titers der Hämagglutinine gegen Hühnererythrocyten kommen. Setzt die Höhenbehandlung später als drei Tage nach der Einverleibung des Antigens ein, so bleibt der Titeranstieg aus.

Diese fördende Wirkung des Höhenaufenthaltes auf die Agglutininbildung konnten wir nicht nachweisen, obwohl wir genügend Versuchstiere untersuchten. Wir konnten nur feststellen, daß unsere Kontrolltiere, die ohne Höhenbehandlung verblieben waren, genau wie die Höhentiere innerhalb von 2 bis 6 Tagen eine solche Steigerung des Agglutinintiters zeigten, wie sie von TAKAHASHI berichtet wird und die durch Höhenbehandlung verursacht sein soll.

Leider können wir die Ergebnisse von TAKAHASHI nicht kritisch überprüfen, denn seine Originalarbeit ist uns nicht zugänglich gewesen. Wir wissen nur aus einem Referat, welche Höhenbehandlung durchgeführt wurde und, daß Kaninchen als Versuchstiere und Hühnererythrocyten als Antigen verwendet wurden. Welche Agglutininnachweismethode TAKAHASHI anwendete, welche Beschaffenheit seine "pneumatische Kammer" hatte, welche Antigenmengen und in welcher Weise er sie injizierte sowie mit wieviel Versuchs- und Kontrolltieren er experimentierte, ist uns unbekannt.

Seine Ergebnisse können daher auch nicht mit unseren verglichen werden, zumal er ein anderes Antigen (Hühnererythrocyten) verwendete als wir.

Ein Unterschied zwischen den beiden Ergebnissen scheint aber gar nicht vorzuliegen, da ein Teil unserer Kaninchen auch schon am dritten Tag nach der Antigengabe Immunhämagglutinine gebildet hat. Jedoch können wir diese Titersteigerung nicht auf die Höheneinwirkung zurückführen, denn unsere Kontrolltiere zeigten denselben Befund.

Wir können also nur feststellen, daß nach unseren Ergebnissen die Höhe gar keine Wirkung auf die Hämagglutinine hat.

Es fragt sich nun, ob durch den Einfluß der Höhe Veränderungen im Organismus ausgelöst werden, die geeignet sind, die Hämagglutinine und ihre Bildung zu beeinflussen.

Vor allem kämen physikalisch-chemische Veränderungen des Blutes und der Gewebe, sowie der Zustand des vegetativen Nervensystems in Frage, die auf die Antikörper einwirken könnten.

Unsere Versuchstiere sind in Höhenlagen gewesen, die für Kaninchen nicht über der kritischen Grenze (9 000 bis 10 000 m) liegen. Lediglich zwei Tiere waren bis auf 10 000 m Höhe aufgestiegen, allerdings nur für 3 1/2 Minuten, so daß bei keinem Tier Höhenkrankheit aufgetreten ist.

Jedoch ist bekannt, daß beim Höhenaufenthalt im Körper Umstellungsreaktionen ausgelöst werden, die sich in Veränderungen des Blut- und Gewebschemismus ausdrücken.

In erster Linie ist es der verminderte Sauerstoffteildruck, der den Körper zu diesen Umstellungsreaktionen zwingt. Der Organismus versucht, u.a. den Sauerstoffmangel durch Atemfrequenzsteigerung und Erythrocytenzunahme auszugleichen.

Die bei mangelndem Sauerstoff erfolgende Steigerung der Erythrocytenzahl vergrößert die Atmungsoberfläche (SCHUBERT [81]) und wird durch Ausschwemmung von Zellen aus den Blutdepots (REIN [68], SCHUBERT [81]) sowie durch schnellere Erythrocytenneubildung verursacht (BALO [99]). Diese Kompensation ist jedoch zu gering, um eine Verminderung der Sauerstoffsättigung der roten Blutzellen zu verhüten. Der verminderte Sauerstoffgehalt des Blutes führt reflektorisch zu einer Antreibung der Atemtätigkeit (OPITZ und TILMANN [64]). Diese forcierte Atmung bedingt ein verstärktes Abrauchen von CO_2 (REIN [68]), wodurch der CO_2-Gehalt des Blutes verringert wird. Die Abnahme des CO_2 wird noch vermehrt, weil durch den im Sauerstoffmangel veränderten Zellstoffwechsel weniger CO_2 produziert wird (FRITZ [28]), und außerdem die vermehrt produzierte Milchsäure (DEDULINE [20], GOHR [30], PIERY [67]) die flüchtige Kohlensäure aus dem Bicarbonat-Puffersystem austreibt (SCHÄFER [72]).

Der CO_2-Verlust wird durch Verringerung der Alkalireserve ausgeglichen (D'OLIVEIRA [62], BEYNE [5]), indem mehr Alkali durch die Niere ausgeschieden wird. Dadurch kommt es im Blut zur Azidose, die sich auch auf das Gewebe überträgt und durch Sinken des pH ausgedrückt wird (OPITZ und TILMANN [63]). So ist uns bekannt, daß durch Sauerstoffmangel der pH des Blutes von Kaninchen und Katzen bis auf 7,2 erniedrigt worden ist (FRITZ [28]). Niedrigere, durch Hypoxämie bewirkte, pH-Werte im Körper wurden allerdings nicht angegeben.

Die Azidose des Blutes führt wiederum zur Quellung der Erythrocyten, indem sie aus dem Plasma Wasser an sich ziehen, wodurch eine Konzentration des Serumeiweißes und Eindickung des Blutes hervorgerufen wird (KASUGAI [43]).

Über den Erregungszustand des vegetativen Nervensystems im Unterdruck ist früher von LÖWY [98] berichtet worden, daß bei einem Höhenaufstieg anfangs eine deutliche Sympathicotonie auftritt, die bei chronischem Sauerstoffmangel nach einigen Stunden abklingt, und dann der Parasympathicus überwiegt (GOLLWITZER-MEIER [31]). Dieser bei chronischem Sauerstoffmangel gesteigerte Parasympathicotonus ist in späteren Untersuchungen von ZÜST [96] zwar auf Grund von Pupillen- und Lidspaltenverengerung sowie auftretender Schlafsucht gefunden worden. Der gleiche Autor gelangte aber mit KOCH [45], BORGHARD [11] und OPITZ und TILMANN [63] zu dem Ergebnis, daß man es beim Höhenaufenthalt mit einem Wechsel von gesteigertem Sympathicotonus und Parasympathicotonus zu tun hat, und nicht nur mit einem bloßen Überwiegen des Parasympathicus.

Sind die durch den Höhenaufenthalt im Körper bewirkten Veränderungen nun in der Lage, die Hämagglutinine zu beeinflussen?

Von BELAK [4] ist eine Theorie aufgestellt worden, die Antikörper und ihre Bildung seien vom Zustand des autonomen Nervensystems abhängig und je nach Überwiegen des einen Tonus über den anderen werde die Antikörperbildung gefördert oder gehemmt. Diese Theorie wurde aber von BIJISMA [6], REITLER [69], JOACHIMIGLU und WADA [42] angezweifelt und ist durch die Versuche von LISSAK und HODER [51] und WENT und LISSAK [91] widerlegt worden. Denn letztere wiesen nach, daß desympathisierte Katzen und Kaninchen genauso Antikörper bilden wie normale Kontrolltiere.

Wenn nicht einmal totale Sympathektomie - die eine sehr starke Veränderung des vegetativen Nervensystems darstellt - die Antikörper und ihre Bildung beeinflussen kann, ist es nicht wahrscheinlich, daß die durch die Höhe verursachte bloße abwechselnde Reizung von Sympathicus und Parasympathicus zu einer Veränderung der Immunkörperbildung führt.

So konnte z.B. von BRAUN [12] keine Abhängigkeit der Serumbakterizidie vom Zustand des vegetativen Nervensystems im Unterdruck nachgewiesen werden, obwohl dieser Abwehrvorgang als sehr labil bekannt ist (PFANNENSTIEL [100]).

Die durch unsere Untersuchungen gewonnenen Ergebnisse zeigen ebenfalls, daß die durch die Höhe bewirkten Erregungen von Sympathicus und Parasympathicus die Hämagglutinine weder gefördert noch gehemmt haben.

Die durch den Sauerstoffmangel hervorgerufenen physikalisch-chemischen Veränderungen im Blut und in den Geweben müssen als zu schwach angesehen werden, um die Hämagglutinine in ihrer Stabilität zu beeinflussen. Denn wir konnten weder durch akuten noch durch chronischen Sauerstoffmangel bei unseren Versuchstieren irgendwelche Schwankungen des Hämagglutinintiters feststellen.

Die Stabilität der Hämagglutinine gegenüber chemischen und physikalischen Einwirkungen ist auch aus der Literatur bekannt. So wissen wir, daß sie z.B. vollständig unabhängig von der Art der im Milieu enthaltenen Elektrolyte sind. Weiter wirken bekanntlich pH-Verschiebungen auf Hämagglutinine nur dann ein, wenn sie in großem Ausmaß stattfinden, denn in saurem Milieu werden die Agglutinine erst bei solchen pH-Werten beeinflußt, wo bereits grobe, sichtbare Schädigungen der Serumbestandteile, wie Ausflockung, auftreten (pH 4,3). Und erst in stark alkalischem Gebiet sind die Hämagglutinine etwas gehemmt vorgefunden worden (pH 10,2) (RONA und KREBS [97]).

Ob man Hämagglutinine trocknet (SCHRÖDER [79]), sie mit Salzsäure oder "Bayer 205" erhitzt (SILBER und NIKOLSKAJA [84]) oder ob man sie stark abkühlt (MATSUMOTO [56]) hat ebensowenig Einfluß auf ihren Wirkungsgrad wie Durchleiten von Wasserstoff- und Stickstoffgas sowie CO_2 durch die Flüssigkeit, in der sie sich befinden (MATSUMOTO [56]).

In diesem Zusammenhang ist auch die Tatsache interessant, daß die natürlichen Hämagglutinine, sowie die Entstehung von Immunhämagglutininen bei Kaninchen selbst durch Gaben hoher Dosen von ACTH und Cortison in keiner Weise verändert wurden (HANAN und OVERMAN [35]), während aber Typhusagglutinine (CANIGGA [13]), Pneumokokkenagglutinine (BJÖRNEBOE und Mitarbeiter [8]), Hämolysine (NAGREDA [61]) und andere Antikörper (EISEN [23], FISCHEL [25]) schon durch geringe Gaben von ACTH und Cortison deutlich beeinflußt wurden.

Aus den angeführten verschiedenartigen Untersuchungen über Hämagglutinine und aus den Ergebnissen unserer Versuche über die Kaninchen-Hämagglutinine gegen menschliche Blutkörperchen der Blutgruppe A müssen wir zu dem Schluß kommen, daß Hämagglutinine besonders stabile Antikörper sind, deren Entstehung, Konzentration und Funktion durch Sauerstoffmangel nicht verändert wird. Unsere auf breiter Basis angelegten Versuche über die Wirkung von Höhenaufstiegen auf die Hämagglutinine legen uns diese Deutung nahe.

8. Zusammenfassung

Ausgehend von den in der Literatur beschriebenen Beobachtungen, daß verschiedene Antikörper unter Höheneinfluß in ihrem Wirkungsgrad und ihrer Konzentration verändert werden, untersuchten wir, ob und wie sich die Hämagglutinine des Kaninchens durch Höhenaufenthalte beeinflussen lassen.

Bei den Versuchstieren, die wir in einer Unterdruckkammer für verschiedene Zeiten verschiedenen Höhen aussetzten, prüften wir das Verhalten der natürlichen Hämagglutinine gegen menschliche Blutkörperchen der Blutgruppe A, sowie die Entstehung und Konzentration von Immun-Hämagglutininen.

Wir konnten weder bei den natürlichen noch bei den Immun-Hämagglutininen und ihrer Entstehung eine Veränderung durch Aufenthalte in großen Höhen feststellen.

Dr. med. Wolfgang HARTWICH, Bonn

Schrifttum

[1] AMSEL und HIRZFELD   Z.Immunfschg. 43 (1925), S. 536

[2] AMSEL und HIRZFELD   Z.Immunfschg. 95 (1939)

[3] BELAK und GORETZKY   Z.Immunfschg. 87 (1936), S. 365

[4] BELAK   Klin.Wschr. 18 (1939) I, S. 472

[5] BEYNE   Luftfahrtmedizin 6 (1942), S. 361

[6] BIJISMA   Zbl.Bakteriol. 36 (1921), S. 264

[7] BISSET   J.Path.a.Bact. 60 (1948), S. 88

[8] BJÖRNEBOE, FISCHL und STÖRK   J.exp.Med. 93, 37

[9] BOGENDÖRFER   Arch.f.exp.Path.u.Pharm. 133 (1928), S.105

[10] BORDET   Zit.n.SCHMIDT, Fortschr.d.Serologie (1955)

[11] BORGHARD — Arb.physiol. $\underline{9}$ (1937), S. 308

[12] BRAUN — Einfluß des kurzfristigen Höhenaufstiegs auf die Bakterizidie des Serums. Diss. Bonn, 1955

[13] CANIGGA — Schweiz.med.Wschr. $\underline{80}$ (1950), S. 416

[14] CANNON — J.Immunol. $\underline{44}$ (1942), S. 107

[15] CIMMINO — Ann.Igiene $\underline{42}$ (1932), S. 300

[16] COHEN — J.infect.Dis. $\underline{87}$ (1950), S. 291

[17] COHN, ONCLEY, STRONG, HUGHES und ARMSTRONG jr. — J.clin.Invest. $\underline{23}$ (1944), S. 417

[18] CURNEN und MAC LEOD — J.exper.Med. $\underline{75}$ (1942), S. 77

[19] CUSHING jr. — J.Immunol. $\underline{45}$ (1942), S. 123

[20] DEDULINE — Ref: Ber.ges.Physiol. $\underline{101}$ (1937), S. 423

[21] EHRICH und HARRIS — Science $\underline{101}$ (1945), S. 28

[22] EHRICH, DRABKIN und FORMAN — J.exper.Med. $\underline{90}$ (1949), S. 157

[23] EISEN — Proc.Soc.exp.Biol.a.Med. $\underline{65}$ (1947), S.301

[24] ELLINGSON und CLARK — J.Immunol. $\underline{43}$ (1942), S. 65

[25] FISCHEL, LE MAY und KABAT — J.Immunol. $\underline{61}$ (1949), S. 89

[26] FLEISCHER — Z.Immunfschg. $\underline{49}$ (1926), S. 121

[27] FRIEDRICH-FRESKA — Z.Naturforschg. $\underline{1}$ (1946), S. 44

[28] FRITZ — Biochem.Z. $\underline{170}$ (1926), S. 236

[29] GERSZON und LEDERFEIND — Minerva Med. (1930) I, S. 315

[30] GOHR, KOCH und PETZOLD — Z.exp.Med. $\underline{112}$ (1943), S. 251

[31]	GOLLWITZER-MEIER	Pflügers Archiv 220 (1928)
[32]	GRÖNWALL	Biochem.Z. 282 (1935), S. 257
[33]	v. HAARN und ROSENFELD	J.Immunol. 43 (1942), S. 109
[34]	HABEL, ENDICOTT, BELL und SPEAR	J.Immunol. 61 (1949), S. 131
[35]	HANAN und OVERMAN	Proc.Soc.exp.Biol.a.Med. 84 (1953), S.420
[36]	HANSEN	Zeitschr.f.Kinderheilk.Bd.60 (1938), S.181
[37]	HANSEN	Z.Immunfschg. 96 (1939), S. 162
[38]	HARTLEY	Lancet (1943) II, S. 314
[39]	HEIDELBERGER	J.exper.Med. 61 (1935), S. 559 und 563
[40]	HEIDELBERGER	J.Americ.Chem.Soc. 60 (1938), S. 282
[41]	HÖBER	Physikal.Chemie d.Zelle u. Gewebe, 6. Aufl. Leipzig 1926
[42]	JOACHIMIGLU und WADA	Arch.exp.Path. 93 (1922), S. 269
[43]	KASUGAI	Zit.n.ISHIKAWA TOHOKU J.exp.Med. 36 (1939) S. 561
[44]	KLINKHART und REGAMEY	Z.Immunfschg. 99 (1941), S. 386
[45]	KOCH	Luftfahrtmedizin 2 (1937), S. 185
[46]	KOSSOVITSCH und CANAT	C.r.Soc.Biol. 135 (1941) S. 1100
[47]	KREBS	J.Labor.a.Clin.Med. 31 (1946), S. 85
[48]	KRIEGER	Münch.Med.Wschr. 95 (1953), S. 148
[49]	LANDSTEINER	Münch.Med.Wschr. (1903), S. 1818
[50]	LATTES	Handb.d.biol.Arb.Meth., Abt. 13, T. 2 (1933), S. 736
[51]	LISSAK und HODER	Z.Immunfschg. 101 (1942), S. 161
[52]	v. LUDANY und Mitarbeiter	Luftfahrtmedizin 5 (1941), S. 344

[53]	MANSFELD	Klin.Wschr. 14 (1935), S. 884
[54]	MARAGLIANO	Berl.klin.Wschr. 31 (1892), S. 765
[55]	MARRACK und SMITH	Brit.J.exper.Path. 13 (1932), S. 394
[56]	MATSUMOTO	Ref.Ber.Physiol. 59 (1929)
[57]	METSCHNIKOFF	Zit.n.SCHMIDT, Fortschr.d.Serologie 1955, S. 491
[58]	MONACO	Luftfahrtmedizin 4 (1940), S. 268
[59]	MONACO	Luftfahrtmedizin 4 (1940), S. 353
[60]	MOTOHASHI	J.Med.Research 43 (1922), S. 473
[61]	NAGREDA	J.Immunol. 73 (1954), S. 88
[62]	D'OLIVEIRA und ROSSIGNOLI	Luftfahrtmed. 4 (1940), S. 67
[63]	OPITZ und TILMANN	Luftfahrtmed. 1 (1937), S. 101
[64]	OPITZ und TILMANN	Luftfahrtmed. 2 (1937), S. 94
[65]	OSWALD	Z.Immunfschg. 106 (1949), S. 364
[66]	PAULING u.a.	J.Amer.Chem.Soc. 64 (1942), S. 3003
[67]	PIERY und Mitarbeiter	Luftfahrtmed. 4 (1940), S. 55
[68]	REIN	Physiologie d.Menschen, 11.Aufl., Springer 1955
[69]	REITLER	Wien.Klin.Wschr. (1924), S. 269
[70]	RUFF und STRUGHOLD	Atlas d.Luftfahrtmed., Leipzig 1942
[71]	SABIN	J.exper.Med. 70 (1939), S. 67
[72]	SCHÄFER	Vortrag Arb.Gem.Klimakammertherapie, Bad Nauheim, Oktober 1955
[73]	SCHMIDT, H.	Fortschr.d.Serologie, 2.Aufl.1955, S.491
[74]	SCHMIDT, H.	Fortschr.d.Serologie, 2.Aufl.1955, S.491

[75] SCHMIDT, H. — Fortschr.d.Serologie, 2.Aufl.1955, S.712

[76] SCHMIDT, H. — Fortschr.d.Serologie, 2.Aufl.1955, S.712

[77] SCHNEIDER und SZATHMARY — J.Immunfschg. 95 (1939), S. 189

[78] SCHÖTT — Techn.d.Blutgruppenbestimmg., Handb. d. Blutgruppenkunde, München 1932

[79] SCHRÖDER — Z.Immunfschg. 65 (1930), S. 81

[80] SCHRÖDER — Pflügers Archiv 215 (1927), S. 32

[81] SCHUBERT — Pflügers Archiv 253 (1934), S. 256

[82] SCHÜTZ und WÖHLISCH — Klin.Wschr. 3. Jahrg. 36 (1924), S. 1614

[83] SICK — Dtsch.Arch.Klin.Med. 80 (1904), S. 389

[84] SILBER und NIKOLSKAJA — Z.Immunfschg. 59 (1928), S. 66

[85] STUART und Mitarbeiter — J.Immunol. 30 (1936), S. 381

[86] TAKAHASHI — Ref: Luftfahrtmed. 5 (1941), S. 215
Okayama-Igakkai-Zasshi 52 (1940) 1104 jap.

[87] TALIAFERRO — J.Infect.Dis. 87 (1950), S. 37

[88] TALIAFERRO — J.Infect.Dis. 87 (1950) 3, S. 201

[89] VORSCHÜTZ — Z.Klin.Med. 94 (1922), S. 459

[90] WEINSTEIN — Yale J.Biol.a.Med. 11 (1939), S. 369

[91] WENT und LISSAK — Z.Immunfschg. 99 (1941), S. 215

[92] WIENER — J.Immunol. 41 (1941), S. 181

[93] WISSLER — J.Immunol. 52 (1946), S. 267

[94] WOLF — Einf.i.d.Innere Medizin, 5.Aufl. 1953

[95] Wünsche — Klin.Wschr. 32 (1954) H. 25/26, S. 584

[96] ZÜST — Luftfahrtmed. 4 (1940), S. 223

[97] RONA und KREBS   Biochem.Z. 169 (1926), S. 266

[98] LÖWY   Physiologie des Höhenklimas.
                             Leipzig 1932, Springer

[99] BALO   Z.exper.Med. 59 (1928), S. 3o3

[1oo] PFANNENSTIEL   Z.Immunfschg. 1o4 (1943), S. 166

[1o1] v. LUDANY, GORETZKY und   Z.Immunforschg. 1o1 (1942), S. 153
      BERTA

Forschungsberichte des Wirtschafts- und Verkehrsministeriums Nordrhein-Westfalen

V. Das Verhalten der Blutlipase unter dem Einfluß der Höhenwirkung [3]

Von O. WÜNSCHE

Die physiologischen Höhenprobleme, unter denen dem Einfluß des Sauerstoffmangels und der Erniedrigung des Gesamtluftdruckes entscheidende Bedeutung zukommt, wurden in vieler Hinsicht bearbeitet. Die Umstellungs- und Anpassungsreaktionen des Herzens, des Kreislaufs und der Atmung gegenüber der chemischen und mechanischen Höhenwirkung sind besonders eingehend untersucht worden. Daneben haben experimentelle Untersuchungen über das Verhalten des Verdauungsapparates, des vegetativen Nervensystems und der Bewegungsmuskulatur in Höhenaufstiegsversuchen zu Ergebnissen geführt, die es ermöglichten, die dem Flieger zumutbaren Körperbelastungen und physiologisch erträglichen Grenzen zu bemessen und ihn durch geeignete Maßnahmen vor gesundheitlichen Störungen zu schützen.

Diese grundlegenden flugphysiologischen Arbeiten werden durch eine von uns eingeschlagene Arbeitsrichtung erweitert, die sich mit serologischen und fermentativen Vorgängen beschäftigt und den Fragenkomplex der spezifischen und unspezifischen Abwehrkräfte des Organismus in den Rahmen der Höhenphysiologie stellt.

Wir gingen von der Frage aus, welchen Einfluß der Aufenthalt in großen Höhen auf die allgemeine Reaktionslage des Organismus gewinnt, die letztlich den Grad des natürlichen Abwehrvermögens bedingt. Während die übrigen Verfahren zur Bestimmung der Abwehrreaktionen des Organismus nur Teilvorgänge zu erfassen gestatten, stehen uns in der Prüfung der lipasischen und bactericiden Kraft des Blutes biologische Nachweise zur Verfügung, durch die sich die Abwehrfunktionen als komplexes Geschehen darstellen. Wir befaßten uns zunächst mit dem Verhalten der Blutlipase als Index für die unspezifische natürliche Abwehrlage des Organismus.

Während es sich bei den als "Abwehrfermente" bezeichneten Fermentsystemen ausschließlich um solche handelt, die unter normalen Verhältnissen im Blut oder Harn nicht vorkommen, erfahren bestimmte, ständig nachweisbare Enzyme des intermediären Stoffwechsels unter besonderen Voraussetzungen eine Steigerung ihrer Aktivität und Menge, die eine Abwehrmaßnahme des

---

3. Siehe auch Klin.Wo. (1954) S. 584 - 587

Körpers darstellt (R. ABDERHALDEN [1]). In dieser Hinsicht kann das Verhalten der Blutlipase als einer der Schwerpunkte im Fermentgeschehen gelten. Tatsächlich verlaufen blutlipasische Veränderungen zum Krankheitsgeschehen sehr häufig parallel, indem hohe Lipasewerte die Erholungsphase des Organismus und das Sinken der Werte einen prognostisch ungünstigen Krankheitsverlauf anzeigen.

R. ABDERHALDEN [2] bejaht eine solche Beziehung für die Lebercirrhose und für akute Parenchymerkrankungen der Leber, bei denen die Lipasemenge im Blut vermindert ist. Eine Vermehrung liegt bei prognostisch günstigen Tuberkulosefällen vor [3]. Im übrigen aber verweist R. ABDERHALDEN auf die sehr unterschiedlichen Befunde bei zahlreichen anderen Erkrankungen.

Demgegenüber kamen in neuerer Zeit italienische Autoren zu einer auffallenden Übereinstimmung ihrer Ergebnisse. Nach dem Zitat P. del BUONOS [4] haben zahlreiche Untersucher das Verhalten der Blutlipase bei der Lungentuberkulose, bei mit Sulfonamiden behandelten Krankheiten, experimentellen Antityphusimpfungen, postoperativen Erkrankungen nach großen chirurgischen Eingriffen, bei bösartigen Geschwülsten und sonstigen röntgenbehandelten Krankheiten und bei der Ultraviolett-Therapie geprüft. Die Ergebnisse aller dieser klinischen und experimentellen Untersuchungen stellen einen einheitlichen Hinweis auf den Blutlipasewert als Ausdruck für die natürliche Abwehrkraft des Organismus dar.

Zur Bestimmung der Blutlipase benutzen wir das von SCOZ und GUZZI [5] angegebene titrimetrische Verfahren, das gegenüber den gasometrischen und stalagmometrischen Methoden weniger umständlich ist und die Verwendung kleinster Serummengen ermöglicht:

Kleine Kölbchen (15 cm^3), deren Anzahl der der zu prüfenden Blutproben entspricht, werden mit 5 cm^3 einer 4%igen neutralen Natriumcitratlösung, die mit n/10 NH_3 NH_4 · Cl-Lösung gepuffert und auf p_H8 eingestellt ist, und 0,2 cm^3 Serum beschickt. Man stellt sie für 20 Minuten in ein Wasserbad von 40°C, fügt unmittelbar danach in alle Kölbchen 0,2 cm^3 Glycerintributtersäureester (Tributyrin "Merck") hinzu und schüttelt mehrmals stark. Nach 3stündigem Aufenthalt der Kölbchen im Brutschrank bei 37°C und anschließendem kurzem Abkühlen gibt man zu allen Proben je 2 cm^3 einer 0,12%igen alkoholischen Phenolphthaleinlösung und titriert unter gleichbleibenden Lichtverhältnissen mit n/5o NaOH auf "schwachrosa". Der Titrationswert der an Stelle des Serums mit o,2 cm^3 physiologischer NaCl-Lösung angesetzten Leerprobe wird abgezogen.

Bemerkenswert an dieser Methode ist der von den Autoren geführte Nachweis, daß Natriumcitrat die tributyratische Wirkung des Serums stark fördert. Damit gelingt es, die für die Bestimmung nötige Serummenge wesentlich zu verringern, so daß beim Menschen o,25 cm^3, Kaninchen o,2 cm^3 und Meerschweinchen o,o5 cm^3 Serum für die Bestimmung ausreichen. Nach SCOZ und ZORZOLLI [6] ist "die Lipasewirkung der Plasmamenge direkt proportional nur, wenn jene sehr klein ist. Für größere Mengen ist dagegen die Wirkung zuerst dem Logarithmus und endlich der Quadratwurzel der Blutmenge proportional. Je größer die angewandte Blutmenge ist, desto mehr erscheint die enzymatische Wirkung derselben bei der Bestimmung gehemmt, gepuffert, verhindert". Wichtig ist, daß die verwendete 4 %ige Natriumcitratlösung, die im Bereich p_H 7 bis 9 selbst kein Puffervermögen besitzt, mit n/1o NH_3 NH_4 Cl-Lösung gepuffert und auf das Reaktionsoptimum p_H8 eingestellt wird, da die auftretenden Fettsäureanhäufungen die Plasmalipase hemmen.

SCOZ und GUZZI beschränken sich bei der Beschreibung ihres Verfahrens darauf, die Titration bei Erreichen des Farbtones "schwachrosa" zu beenden. Da sich eine bestimmte Farbintensität an aufeinanderfolgenden Tagen nicht sicher auffinden läßt, wählten wir einen Farbenvergleich. Infolge der fehlenden Proportionalität zwischen Farbintensität und Trübungsdichte unserer Reaktionslösung ließ sich jedoch keine künstliche Standardvergleichslösung benutzen. Wir stellten deshalb einen biologischen Vergleich an und bezogen sämtliche zu prüfende Serumproben auf einen festgelegten Serumfarbton "schwachrosa" eines Kontrolltieres. Die Intensität dieser Vergleichsfarbe erhielten wir an den Tagen der Lipasebestimmungen jeweils dadurch neu, daß wir der Serumprobe des Kontrolltieres stets eine gleichbleibende Menge der Titrationslösung zufügten. Die in mäßigen Grenzen liegende geprüfte Schwankungsbreite des "Standardtieres" nahmen wir in Kauf. Wir meinen, daß ein solcher biologischer Farbvergleich die Fehlerbreite der Titration gegenüber der von SCOZ und GUZZI angegebenen willkürlichen Einstellung des Farbtones wesentlich einengt.

Forschungsberichte des Wirtschafts- und Verkehrsministeriums Nordrhein-Westfalen

1. Versuchsgang

Unsere Untersuchungen führten wir an Kaninchen durch, die während der Versuchsdauer die gleiche Futterart und Menge erhielten und innerhalb der einzelnen Versuchsgruppen annähernd gewichtsgleich waren. Die Gruppe I der Tiere wurde an 18 aufeinanderfolgenden Tagen für je 3 Stunden in der Unterdruckkammer auf 8 000 m Höhe (= 266,6 mm Hg) gebracht. Die Gruppe II befand sich gleichfalls an 18 aufeinanderfolgenden Tagen bis zu in dieser Höhenstufe erträglichen 7 Minuten 10 000 m hoch (= 197,8 mm Hg), während die Tiere der Gruppe III an ebenso vielen Versuchstagen bis zur beginnenden Höhenkrankheit aufstiegen (11 000 bis 12 000 m Höhe = 144,6 mm Hg) und nach Erreichen der "kritischen Schwelle" (durchschnittlich nach 1,5 bis 2 Minuten) heruntergeschleust wurden. Die Aufstiegszeit bis zur Gipfelhöhe betrug bei der Versuchsgruppe I 13 Minuten, bei Gruppe II 7 Minuten und bei Gruppe III 11 Minuten; die Höhenabstiegszeit entsprechend 10, 4,5 und 4 Minuten. Im Vergleich zur Höhenverträglichkeit des Menschen liegen die Gipfelhöhen unserer Tierversuche sehr hoch, was in der ungewöhnlichen Höhenfestigkeit von Kaninchen begründet ist. Den an jedem dritten Aufstiegstag vorgenommenen Lipasebestimmungen gingen vor Beginn der Höhenversuche jeweils 4, bei der Versuchsgruppe II 8 Bestimmungen zur Ermittlung der physiologischen Schwankungsbreite voraus. In jedem Falle entnahmen wir das Blut (durchschnittlich 2 cm^3 je Entnahme) aus der Ohrvene der nüchternen Versuchstiere.

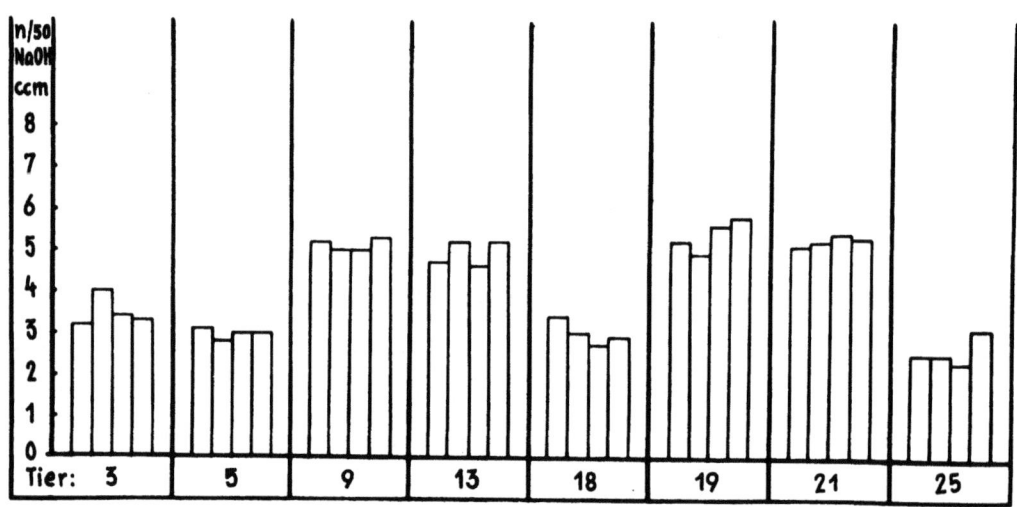

A b b i l d u n g 16
Normalwerte der Blutlipase des Kaninchens
an 4 aufeinanderfolgenden Tagen

2. Versuchsergebnisse

In den Abbildungen 16 und 17 sind die normalen Ausgangswerte einer Anzahl von Versuchstieren als Kolumnen aufgetragen. Neben den Tieren mit auffallend hohen Lipasewerten lassen sich solche mit niedrigen Werten deutlich unterscheiden. Eine Beziehung zum Alter, Geschlecht, Gewicht oder zur

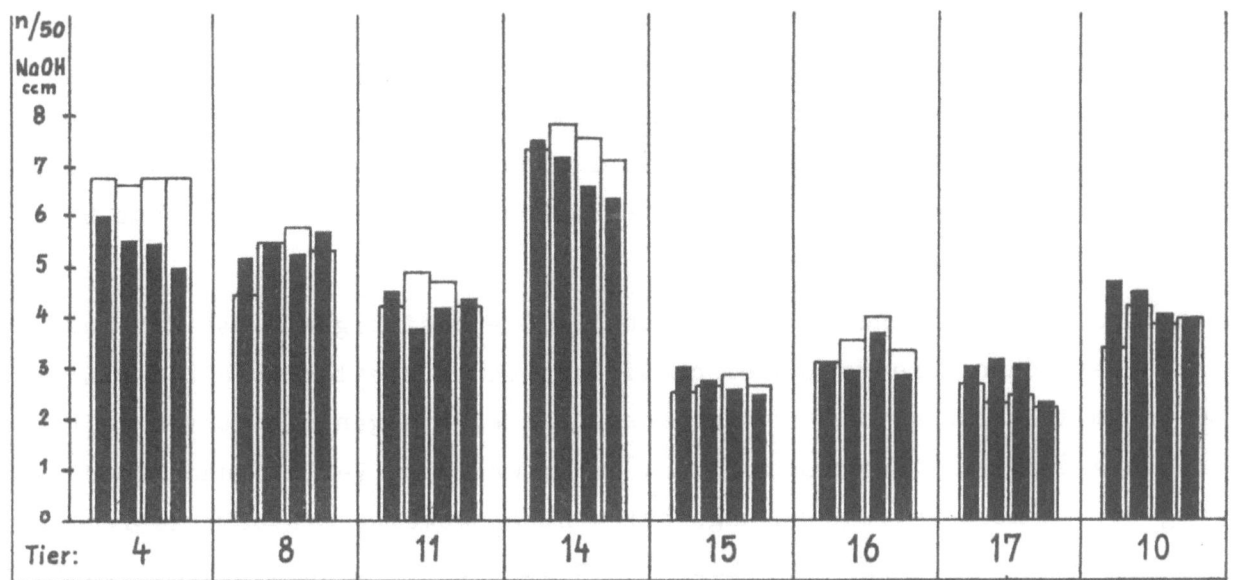

Abbildung 17

Normalwerte der Blutlipase des Kaninchens

☐ 19. bis 22. Oktober;   ■ 28. bis 31. Oktober

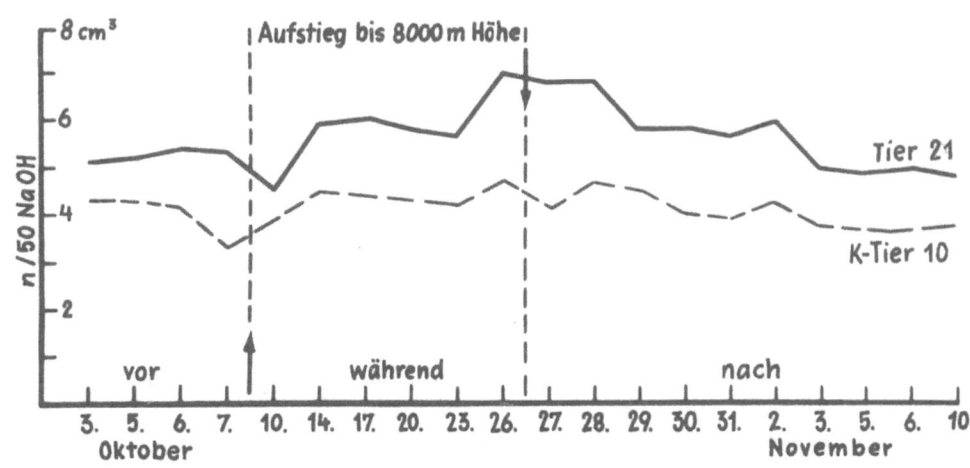

Abbildung 18

Gruppe I: Anstieg der Lipasewerte unter dem Einfluß des Aufenthaltes in 8 000 m Höhe

Wurfzugehörigkeit, die diese Unterschiede erklären könnte, ließ sich nicht auffinden. Daß diese Verschiedenheiten keine zufälligen sind, geht aus der Abbildung 17 und den folgenden Kurvenbildern hervor. Die in Abbildung 17 aufgetragenen ersten vier Werte decken sich annähernd mit den folgenden vier Werten nach 5tägiger Unterbrechung unserer Bestimmungen.

Die Veränderungen der Blutlipasewerte unter der Einwirkung der mehrwöchigen täglichen Aufstiege in der Unterdruckkammer sind in den Abbildungen 18 bis 2o dargestellt. Aus den Versuchsserien der erwähnten Tiergruppe I bis III (insgesamt 35 Tiere einschließlich Kontrollen) haben wir jeweils ein Tier mit einem für die Gruppe typischen Kurvenverlauf ausgewählt, und aufgezeigt. Zum Vergleich wurden die Kurven der Kontrolltiere ohne Höhenaufstiege mit eingezeichnet.

Die Abbildungen 18 und 2o sind durch die Gleichsinnigkeit des Kurvenverlaufs der Höhentiere gekennzeichnet. Nach einem steilen Abfall der Lipasewerte im Anschluß an den ersten Höhenaufstieg steigen die Kurven weit über die physiologische Ausgangsnorm an, um im weiteren Verlauf nach Beendigung der Kammeraufstiege zu ungefähren Ausgangswerten zurückzukehren. Demgegenüber weicht das Kurvenbeispiel der auf 1o ooo m Höhe gebrachten Tiere in Abbildung 19 ab, als hier ein Ansteigen der Lipasewerte unter der

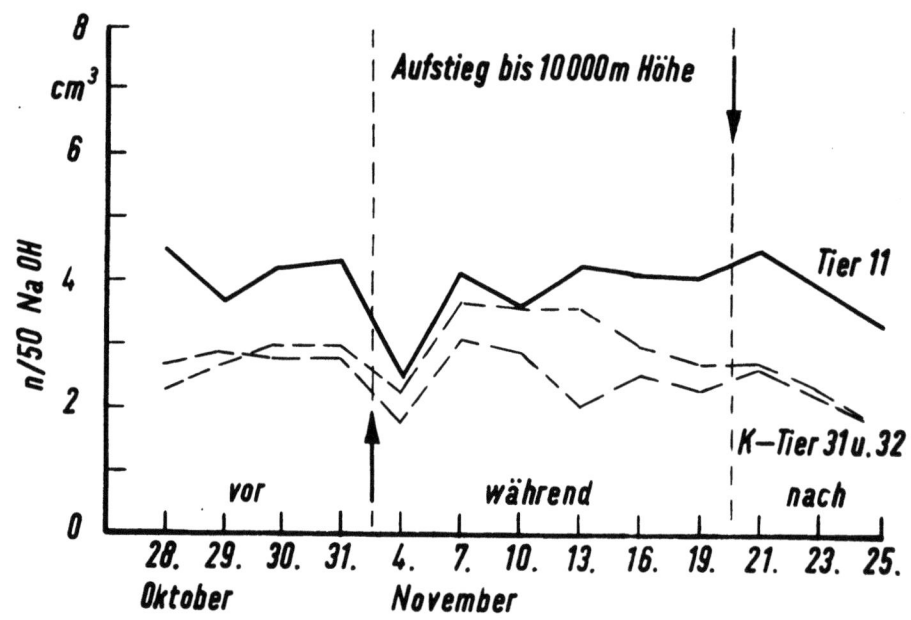

Abbildung 19

Gruppe II: Ausbleiben der Lipaseveränderung bei wiederholter kurzer Aufenthaltsdauer in 1o ooo m Höhe

Einwirkung der Höhenaufenthalte völlig ausbleibt. Aus den dargestellten Veränderungen der Blutlipasewerte geht hervor, daß die Aufstiegshöhe und die Aufenthaltsdauer je nach ihrem Überwiegen ausschlaggebend waren. Bei dem in Abbildung 19 gezeigten Beispiel haben beide Faktoren den wirksamen Grad nicht erreicht.

Besonders auffällig am Kurvenverlauf der drei Versuchsgruppen ist der steile Abfall der Lipasewerte aller Tiere nach dem ersten Höhenaufstieg, den wir anfänglich als charakteristisches Merkmal der Höhenwirkung deuteten. Dagegen sprach jedoch das gleiche Verhalten der Kontrolltiere der 1o ooo-m-Gruppe (Abb. 19) und einer Reihe anderer Vergleichstiere, bei denen die Lipasebestimmungen und damit die Blutentnahmen (durchschnittlich etwa 2 cm^3 je Entnahme) in zeitlicher Übereinstimmung mit den Höhenaufstiegen vorgenommen worden waren. In allen diesen Fällen trat der steile Kurvenabfall jeweils am Tage nach der 5. Blutentnahme auf. Wir gingen der Frage nach und erhielten in einer analog zur Gruppe I (8 000 m Höhe) durchgeführten Kontrollbestimmung (vgl. Abb. 21) unter gleichgebliebenen Versuchsbedingungen neben dem erwarteten Anstieg der Lipasewerte unter der Höhenwirkung ebenfalls den steilen Abbruch der Lipasekurve am 5. Entnahmetag. Eine sichere Deutung dieses Befundes ließ sich jedoch nicht finden, zumal der Versuch, den Einfluß der Blutentnahmen auf den Lipasewert durch größere Blutmengen deutlicher zu machen, zu

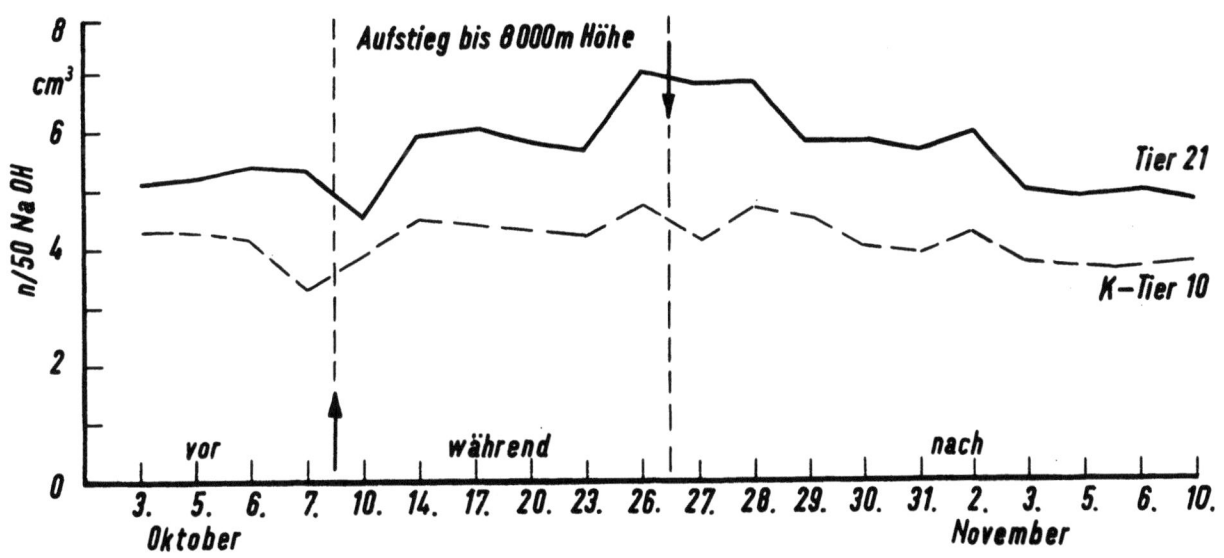

A b b i l d u n g 2o

Gruppe III: Anstieg der Lipasewerte unter dem Einfluß der bis zur "kritischen Schwelle" gesteigerten Höhenkrankheit

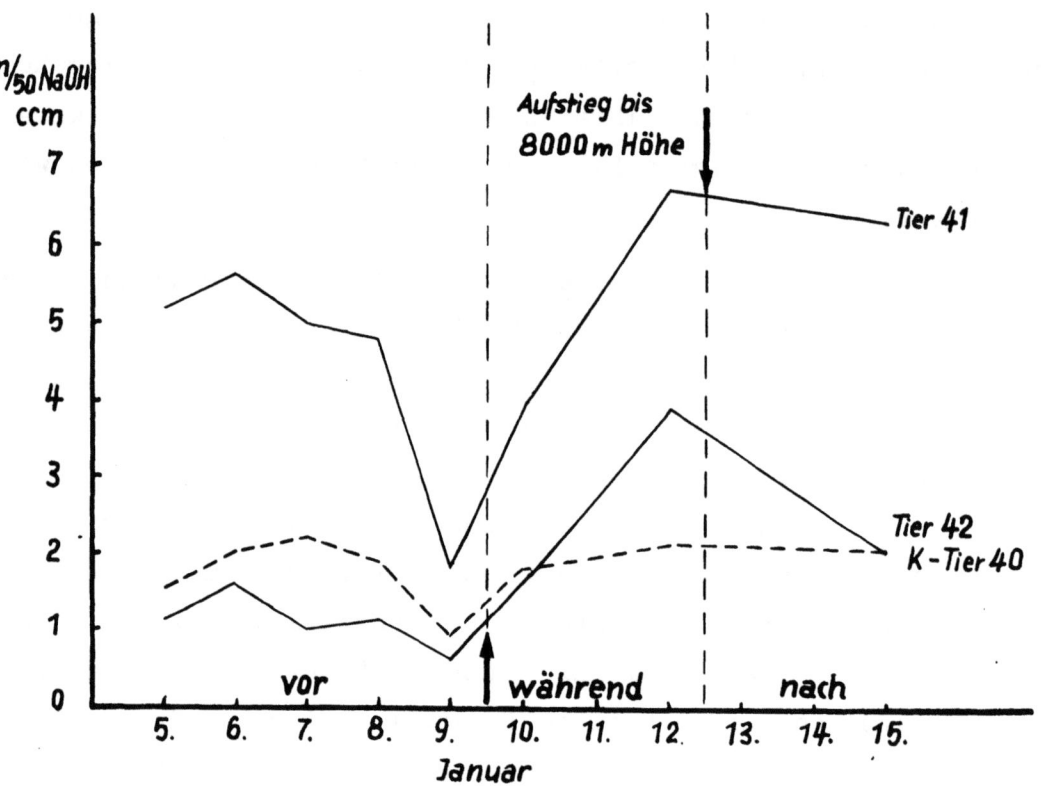

Abbildung 21

Abfall der Lipasewerte nach der 5. Blutentnahme

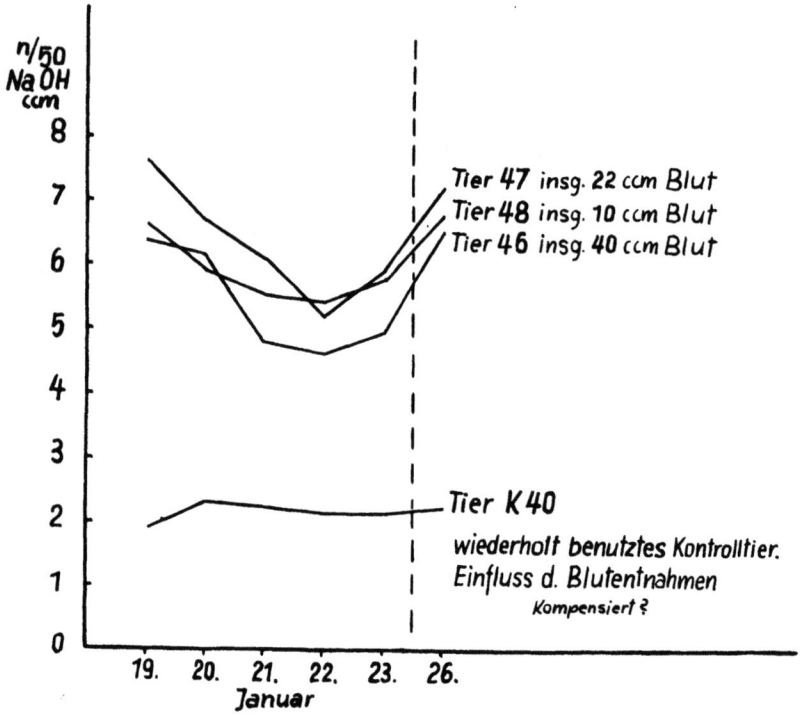

Abbildung 22

Einfluß der Blutentnahmemengen auf den Lipasewert

einem abweichenden Ergebnis führte. Wie die Abbildung 22 zeigt, ist aber eine Beeinträchtigung des Blutlipasespiegels durch die entnommenen Blutmengen sicherlich vorhanden.

Die allgemein schwierige Erklärung der Zusammenhänge des Fermentgeschehens mit endogenen und exogenen Einflüssen auf den intermediären Stoffwechsel erschwert die Beurteilung dieser Versuchsergebnisse. Daß man bei Tierversuchen leicht Fehlschlüssen unterliegen kann, zeigen weitere Lipasebestimmungen, die wir zur näheren Erklärung obiger Ergebnisse durchführten. Hierbei begegneten wir nach sorgfältigster Überprüfung unserer Versuchstechnik und aller äußeren Untersuchungsbedingungen so großen Abweichungen von den zu erwartenden Größenordnungen der Blutlipasewerte, daß eine Bewertung für unsere Fragestellung unmöglich war. Die Ursache fanden wir in der Überlagerung des Temperatureinflusses auf den Stoffwechsel der im Freien gehaltenen Versuchstiere. Die in dieser Beziehung erklärbare sichere Abhängigkeit der Blutlipasewerte ist in der Abbildung 23 aufgezeigt.

Um die allgemeine Reaktionslage unserer Versuchstiere während der Versuchsdauer zu überwachen und schädigende Einflüsse der Höhenwirkungen auszuschließen, die das Verhalten der Blutlipase als Index für die natürliche Abwehrlage der Tiere hätten beeinträchtigen können, führten wir regelmäßig Nebenuntersuchungen durch. Wir bestimmten bei jeder Blutentnahme die Erythrocytenzahl, den Hämoglobingehalt, den Färbindex und die Zahl der Leukocyten unserer Versuchstiere. Nach den im Schrifttum angegebenen physiologischen Mittelwerten für Kaninchen (H.F.O. HABERLAND [7], JAFFÉ [8]) konnten wir keinerlei Abweichungen feststellen, die auf eine Herabsetzung der allgemeinen Widerstandskraft der Tiere hingedeutet hätten. Zur Überprüfung des "humoralen Blutbildes" (WURMANN, WUNDERLY u.a. [9]) stellten wir ergänzende als Eiweißlabilitätsreaktion den Thymoltest an, um neben anderen krankhaften Zuständen Leberzellenschädigungen auszuschließen. Der Test fiel während der langen Versuchsdauer bei allen Tieren negativ aus.

Bei einer zusammenfassenden Betrachtung unserer Untersuchungen ergibt sich, daß wiederholter Aufenthalt in großen Höhen zu einer eindeutigen Erhöhung der Blutlipasewerte führt. Die maximale Steigerung betrug bei wiederholten Höhenaufenthalten in 8 000 m Höhe bis zu 36,5 % gegenüber den Ausgangswerten. Aufstiegshöhe und Aufenthaltsdauer sind gleich wirksam

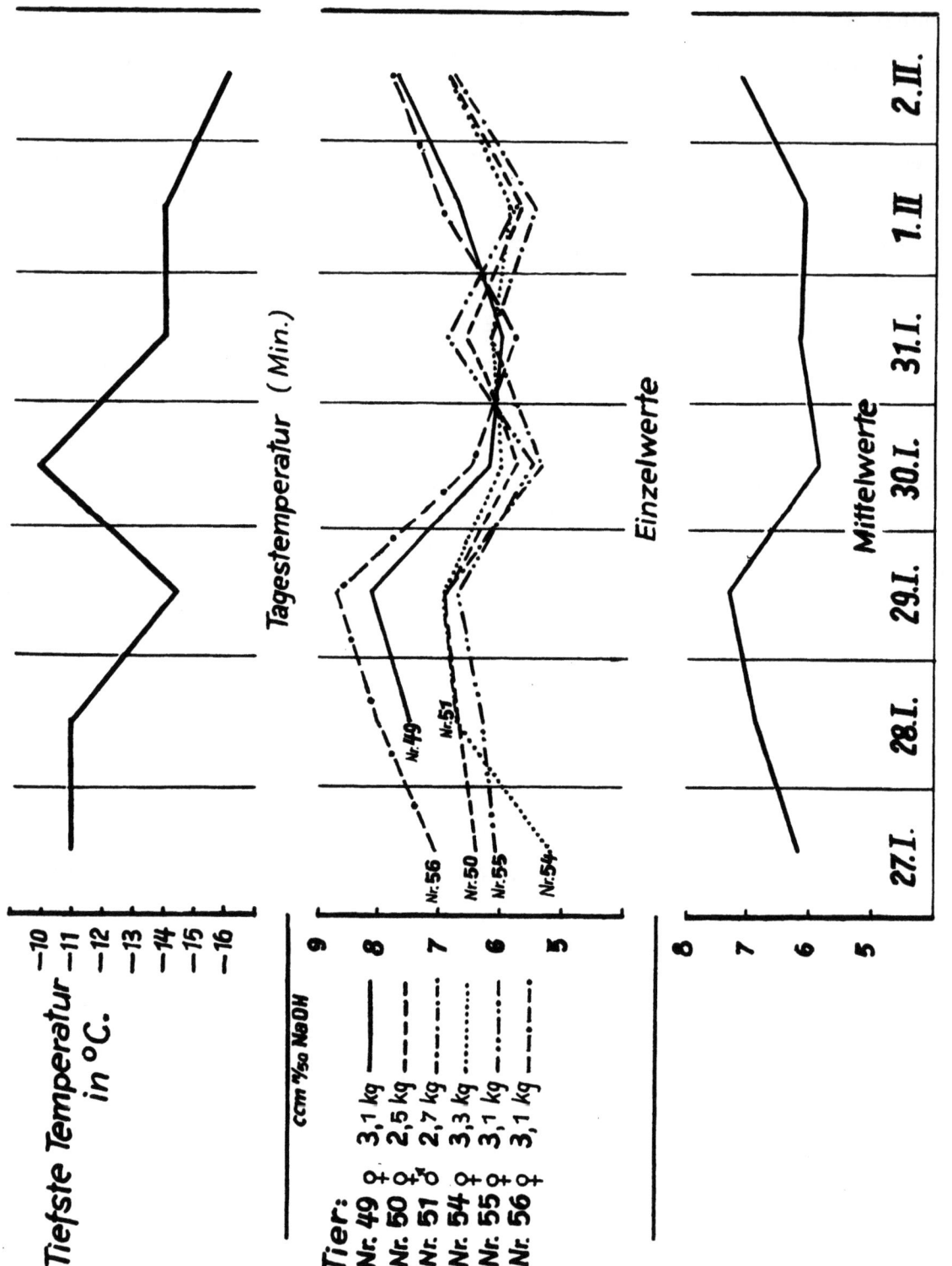

Abbildung 23

Einfluß der Außentemperatur auf den Lipasewert des Kaninchens

und für den Grad der Lipasesteigerung je nach ihrer Intensität entscheidend. Nach Anerkennung der blutlipasischen Kraft als Ausdruck der natürlichen Abwehrlage läßt sich daraus zumindest für den Tierversuch die günstige Tendenz des Einflusses der Höhenwirkung auf den Organismus folgern. Im Vergleich zu unseren Ergebnissen sind Untersuchungen über die Wirkung der Luftverdünnung in etwa 8 000 m Höhe auf die Blutkatalase bemerkenswert, die RADEFF [1o] an Ratten und Mäusen durchgeführt hat. Er fand eine erhebliche Steigerung des Katalasegehaltes, der unter Atmosphärendruck nach Wochen wieder zu ursprünglichen Ausgangswerten zurückkehrte.

Der komplizierte Wirkungsmechanismus des chemischen und mechanischen Höheneinflusses auf das Fermentgeschehen bedarf noch der Klärung. Die Vorgänge könnten allgemein im Sinne einer "Stress-Situation" als Adaptationssyndrom aufgefaßt und mit den in der Höhe gesteigerten Oxydationsprozessen in Zusammenhang gebracht werden. Die wirksame Summation der biologischen Reize läßt sich auf experimentellem Wege nur schwierig analysieren.

3. Zusammenfassung

In zahlreichen Tierversuchen wurde die Frage nach dem Einfluß der Höhenwirkung auf das natürliche unspezifische Abwehrvermögen des Organismus untersucht, wofür das Verhalten der Blutlipase einen Index und Schwerpunkt im Fermentgeschehen darstellt. Wiederholte Höhenaufenthalte führten bei Kaninchen zu einer eindeutigen Steigerung der lipolytischen Kraft des Blutes. Aufstiegshöhe und Aufenthaltsdauer waren gleich wirksam und je nach ihrer Intensität für den Grad der litrimetrisch bestimmten Lipaseveränderungen entscheidend. Der komplizierte Wirkungsmechanismus der chemischen und mechanischen Höhenwirkung auf das Fermentgeschehen soll durch weitere Untersuchungen geklärt werden.

Dr. med. Otto WÜNSCHE, Bad Godesberg

Schrifttum

[1] ABDERHALDEN, R.   Erg.Enzymforsch. 11 (1950), S. 7

[2] ABDERHALDEN, R.   Vitamine, Hormone, Fermente. 2.Aufl. Berlin-Wien 1944, Urban & Schwarzenberg

[3] ABDERHALDEN, R.   Erg.Enzymforsch. 11 (1950, S. 7

[4] DEL BUONO, P.   Strahlenther. 88 (1952 H. 3/4

[5] SCOZ, G. und L. GUZZI   Klin.Wschr. (1940), S. 1014

[6] SCOZ, G. und G. ZORZOLLI   Enzymologia 8 (1940), S. 177

[7] HABERLAND, H.F.O.   Die operative Technik des Tierexperiments. Berlin 1943, Urban & Schwarzenberg

[8] JAFFÉ, R.   Handbuch der pathologischen Anatomie der Laboratoriumstiere. Wien 1927

[9] WUHRMANN, F. und Ch. WUNDERLY   Die Bluteiweißkörper des Menschen. Basel 1947, Benno Schwabe & Co.

[10] RADEFF, T.   Biochem.Z. (1930), S. 220
                            Zit. nach A. LOEWY, Physiologie des Höhenklimas. Berlin 1932, Springer-Verlag

Forschungsberichte des Wirtschafts- und Verkehrsministeriums Nordrhein-Westfalen

VI. Der Einfluß des kurzfristigen Höhenaufenthaltes auf die Bakterizidie des Serums

Von H. BRAUN

1. Allgemeiner Teil

Die luftfahrtmedizinische Grundlagenforschung untersucht die mechanischen und chemischen Einflüsse der Höhe auf den menschlichen Organismus.

Nach den im Flugzeug und in der Unterdruckkammer gewonnenen höhenphysiologischen Erkenntnissen und Erfahrungen richten sich die Anforderungen, die bei der Höhentauglichkeitsprüfung an den Organismus gestellt werden; hiernach richten sich die Maßnahmen und Einrichtungen, gesundheitliche Schädigungen zu verhüten oder wenigstens weitgehend abzuschwächen, ferner die ärztliche Betreuung des Flugzeugpersonals und auch der Fluggäste.

Die Ergebnisse der Höhenforschung beginnen auch für die allgemeine Medizin seit Einführung der Klimakammertherapie bedeutungsvoll zu werden.

Ein in den früheren Jahren von der luftfahrtmedizinischen Forschung wenig berücksichtigtes Gebiet ist die Frage nach dem Verhalten der Reaktionslage des Organismus bezüglich seiner allgemeinen Abwehrkräfte unter dem Einfluß der Höhe. Verschiebungen zur positiven oder negativen Richtung hin würden zweifellos eine gleichsinnige Veränderung der Disposition gegenüber Infektionen aller Art darstellen (MONACO [61]).

Welche Bedeutung gegebenenfalls solchen Dispositionsänderungen zukommt, braucht nicht erst klargelegt zu werden.

In der Bestimmung der keimfeindlichen Kraft des Blutes haben wir ein Verfahren vor uns, daß über Teilvorgänge hinaus ein Bild von der Reaktionslage des Organismus bezüglich seiner allgemeinen Abwehrkräfte geben kann [76].

Die vorliegende Arbeit beschäftigt sich mit dem Einfluß des kurzfristigen Höhenaufenthaltes auf die Bakterizidie des Kaninchenserums.

Unter der keimfeindlichen Kraft des Blutes sind ganz allgemein die Abwehrkräfte zu verstehen, die in den Körper eingedrungene Keime zu vernichten vermögen. Hierbei sind zwei Mechanismen zu unterscheiden (SCHMIDT [82]): Ein humoraler durch im Blut vorhandene bakterizide Stoffe und ein zellulärer durch die phagocytierende Fähigkeit von Zellen.

Forschungsberichte des Wirtschafts- und Verkehrsministeriums Nordrhein-Westfalen

Bei den Mechanismen findet man wiederum eine Vielzahl von Einzelfaktoren. Wie SCHMIDT [82] darlegt, ist bisher in Arbeiten über die keimfeindliche Kraft des Blutes vielfach der Fehler gemacht worden, daß die einzelnen zur Wirkung kommenden Faktoren nicht genügend voneinander abgegrenzt oder unter der Voraussetzung miteinander verglichen wurden, daß der gesetzte Reiz gleichsinnige Veränderungen für alle Faktoren zur Folge habe. Dieses ist wahrscheinlich der Grund für die oft sich widersprechenden Versuchsergebnisse.

In der vorliegenden Arbeit wurde die bakterizide Fähigkeit des Serums gegenüber Staphylococcus aureus haemolyticus als Maßstab für den humoralen Mechanismus der unspezifischen Abwehrkraft des Blutes herangezogen.

Nach PFANNENSTIEL [74] dürfte sich hieraus eine Vergleichsmöglichkeit für die Serumbakterizidie auch anderen Keimen gegenüber bieten, obwohl hierbei auch unterschiedliche Faktoren zur Wirkung kommen (β-Lysine, Plakine, Leukine usw.). Trotzdem bewegen sich die Ergebnisse in der gleichen Richtung, wie aus der Arbeit von v.LUDANY [58] ersichtlich ist.

Sogar die Vergleichsmöglichkeit mit dem zellulären Mechanismus, der Phagocytose, hält PFANNENSTIEL für gegeben, was dagegen nach den Ausführungen von SCHMIDT fraglich erscheint. Nach den Ergebnissen von HAMBURGER [40], [41] scheinen Phagocytose und Bakterizidie sogar auf den gleichen Reiz hin in entgegengesetzter Richtung zu reagieren.

Es bietet sich auch keine Vergleichsmöglichkeit der Serumbakterizidie mit den spezifischen Abwehrkräften des Blutes, da BELAK [3] und seine Mitarbeiter glaubten, feststellen zu können, daß die "echten präformierten Abwehrstoffe" (Alexine, Normalopsonine, Komplement usw.) zu der Gruppe der sympathergischen und die "echten spezifischen Antikörper" (Antitoxine, Präzipitine, Agglutinine usw.) zu den parasympathergischen Immunstoffen zu zählen seien.

Die Dauer des Höhenaufenthaltes war nicht von vornherein auf eine bestimmte Zeitspanne festgelegt, sondern sollte sich hauptsächlich aus den ersten Versuchsergebnissen entwickeln. So war bei den ersten Versuchen die Dauer des Höhenaufenthaltes 1 1/2 bis 2 Stunden. Als sich dann bei späteren Versuchen in einer halben Stunde die gleiche bzw. eine stärkere Wirkung zeigte, wurde diese Zeit beibehalten. Die Ergebnisse dieser Arbeit lassen sich also nur mit Arbeiten vergleichen, die die Wirkung des kurzfristigen Höhenaufenthaltes auf die Serumbakterizidie zum Gegenstand haben.

Ein Dauerhöhenaufenthalt von Tagen oder Monaten, wie er bei Gebirgsbewohnern oder Bergsteigern vorliegt, ist aus dem Grunde nicht zu vergleichen, weil die Veränderungen der Serumbakterizidie im wesentlichen mit dem Auf- und Abstieg im Zusammenhang stehen, wie später noch ausführlich besprochen wird.

Um einen ursächlichen Zusammenhang zwischen den gefundenen Veränderungen der Serumbakterizidie und der Höhenwirkung wahrscheinlich zu machen und um Einwänden gegen die Versuchsanordnung begegnen zu können, möchte ich kurz auf die Faktoren eingehen, die in vivo und vitro die Bakterizidie zu beeinflussen imstande sind.

a) In vitro wirksame Faktoren

Nach PFANNENSTIEL [77] hat das Sonnenlicht eine abschwächende Wirkung auf die Serumbakterizidie. Bei Zimmertemperatur altert das Serum schnell und damit sinkt auch die Bakterizidie. Dagegen bleibt die Bakterizidie längere Zeit fast unverändert, wenn das Serum im Kühlschrank bei 4 bis 6° C aufbewahrt wird. Dieselbe Feststellung machte BUCHNER [13]. Er konnte auch nachweisen, daß die Bakterizidie unabhängig von der Temperatur der Glassachen blieb, die bei der Blutentnahme, Serumgewinnung und Serumverarbeitung gebraucht wurden.

Die Verdünnung des Serums mit destilliertem Wasser hat nach PFANNENSTIEL [77] eine Verminderung bzw. Vernichtung der Bakterizidie zur Folge.

FLEMING [21] stellte fest, daß die Bakterizidie in vitro durch Erhöhung wie auch Erniedrigung des NaCl-Gehaltes nachläßt.

Nach BOEZ [1o] besteht eine Abhängigkeit der Bakterizidie von pH-Wert. So ist z.B. die Bakterizidie gegen Choleravibrionen optimal bei einem pH-Wert von 6,2 bis 7,7; gegen Typhusbazillen bei normaler Blutreaktion.

Über die Dauer der bakteriziden Fähigkeit eines Gesunden in vitro ist bekannt, daß sie in den ersten 6 Stunden keinen nennenswerten Abfall zeigt, wohl das Serum von Kranken [82]. In den nächsten 6 Stunden ist ein geringer Abfall der bakteriziden Kraft festzustellen, während über diese Zeit hinaus bei einer Temperatur von 4 bis 6° C die Werte längere Zeit, in einzelnen Fällen bis zu mehreren Wochen, fast konstant bleiben (WARNECKE [87]).

HAMBURGER [4o] reicherte defibriniertes Blut mit CO_2 an, worauf er eine Erhöhung der Bakterizidie feststellte.

Die β-Lysinwirkung der Serumbakterizidie geht erst verloren bei 1 bis 2stündigem Erwärmen auf 63° C [7o],[82],[72]. Nach vorübergehendem Einfrieren des Serums bleibt sie erhalten [71]. Beides konnte durch eigene Versuche bestätigt werden.

b) In vivo wirksame Faktoren

DRESEL und FREUND [19] fanden beim Kaninchen nach Aderlässen (einmal 5o cm^3) die Bakterizidie zum Teil erheblich erhöht. Dies konnten PFANNENSTIEL und EICHHOFF [75], ebenso FRIEDEL [26] bestätigen. HÜTTL [47] und Mitarbeiter fanden dasselbe beim Menschen. PFANNENSTIEL und EICHHOFF konnten weiterhin feststellen, daß mehrmalige kleinere Blutentnahmen im Abstand von 1/2 bis 2 Stunden in einem Zeitraum von 3 bis 5 Stunden einen Abfall der Bakterizidie zur Folge haben.

Eine Steigerung der Bakterizidie läßt sich ferner nach Inhalationsnarkose und Lokalanaesthesie beobachten (PFANNENSTIEL [75], PFALZ [73] und VILARDO [86]).

BELAK [3] und Mitarbeiter [2] und [4] beschäftigen sich in einer Reihe von Arbeiten mit der Abhängigkeit der keimfeindlichen Kraft des Blutes vom vegetativen Nervensystem im Sinne der Theorie BELAKs von den sympathergischen und parasympathergischen Immunstoffen.

GORECZKY [31] zeigte die Beeinflußbarkeit der Serumbakterizidie durch vegetative Gifte, und zwar in der Weise, daß die Steigerung des Sympathicotonus eine Erhöhung, eine Steigerung des Vagotonus eine Verminderung zur Folge habe. Die Wirkung der Sympathico- und Parasympathicotonie auf die verschiedenen anderen Faktoren der Abwehrfunktionen des Blutes wurde hauptsächlich von der ungarischen Forschergruppe BELAK [2],[3],[4],[5], BORNEMISZA [11], GORECZKY [3o],[34], v.LUDANY [6o],[57],[59], ILLENIYE [48],[49], SAGKY [81], SZÖKE [84] bearbeitet, und alle Arbeiten unterstreichen die von BELAK aufgestellten Theorien.

Da bei einem großen Teil der Arbeiten die Versuchstiere wegen der oft recht massiven operativen Eingriffe narkotisiert waren und, wie schon gesagt, allein durch die Narkose eine Steigerung der Bakterizidie eintritt, so ist es sehr fraglich, ob diese Arbeiten alle verwertbar sind.

REITLER [79] lehnt einen Zusammenhang zwischen dem vegetativen Nervensystem und der Antikörperbildung ab. Ebensowenig konnte JOACHIMOGLU [50] den Typhus-Agglutinationstiter mit vegetativen Giften (Pilokarpin und Atropin) beeinflussen. BIJISMA [9] sah keine Veränderung des Antikörpergehaltes nach Adrenalingaben.

Da WENT und LISSAK [90], [91] durch totale Sympathektomie das Fehlen eines primären Einflusses des Sympathikus auf die antibakteriellen Eigenschaften des Serums glaubten nachweisen zu können, lehnten sie die von BELAK und Mitarbeitern behaupteten Zusammenhänge ab.

PFANNENSTIEL [74] betont die Abhängigkeit der Bakterizidie vom Serumstatus, worunter wir die Vielzahl der Faktoren zu verstehen haben, die dem Serum das Milieu liefern, das für die Wirksamkeit der Eiweißkörper notwendig ist.

Da der pH-Wert des Blutes, der Gehalt an Eiweißen, Lipoiden, Mineralien, Vitaminen (besonders Vitamin C), Salzen einen großen Teil dieser Faktoren ausmachen, so ergibt sich daraus die Bedeutung der Nahrungsaufnahme für die Beschaffenheit des Serumstatus und damit der Bakterizidie. So konnte PFANNENSTIEL [77] z.B. nachweisen, daß einseitige Haferfütterung der Tiere eine Verschlechterung des Serumstatus, bei Rübenfütterung dagegen eine steigende Tendenz zu beobachten ist. Mehrtägiger Hunger hat einen Anstieg der Bakterizidie zur Folge.

Durch intraduodenale Gaben von Salzsäure stellte GORECZKY [37] eine Erhöhung der Bakterizidie fest. Deshalb wird wahrscheinlich die Zeit der Nahrungsaufnahme einen Einfluß auf die Bakterizidie haben.

Im Schüttelfrost entnommenes Blut zeigt von vornherein eine geringe bakterizide Fähigkeit (HUGHES [45]). Ebenso läßt sich bei Entzündungsprozessen, Allgemeinerkrankungen, Röntgenbestrahlungen und Verbrennungen ein Absinken feststellen.

HAMBURGER [40] wies nach, daß die Bakterizidie im hohen Maße vom CO_2- und Alkaligehalt des Blutes abhängt, so daß bereits beim Vergleich von arteriellem und venösem Blut sich das venöse als stärker bakterizid erweist, was PFANNENSTIEL [77] jedoch bestreitet.

Aus dieser Überlegung heraus behandelte BIER [8] die Tuberkulose der Gliedmaßen mit Erfolg durch venöse Stauung (vgl. ROKITANSKY [80] und FRERICHS [25]).

1888 hat BEHRING [1] erstmals auf einen Zusammenhang von Alkalescenz und Immunität hingewiesen. Dieser Zusammenhang konnte wenig später von v.FODOR [23] bestätigt werden. Er schreibt: "Aus diesen Versuchen geht klar hervor, daß eine Alkalisation des Blutes dessen bakterizide Kraft zu erhöhen imstande ist". CANTANI [14] geht schließlich so weit und behauptet, Alkalescenz und Bakterizidie hingen proportional voneinander ab. Von FODOR und RIGLER [22] wiesen nach, daß bei infizierten Tieren, deren Alkaligehalt des Blutes sinkt, diese Infektion zum Tode führt; Tiere mit hohem Alkaligehalt überwinden die Infektion. WEICHERT [89] macht die gleiche Feststellung, indem er den bakteriziden Index bestimmte.

Auch das Wetter scheint uns einen maßgeblichen Einfluß auf die Bakterizidie zu haben. Bei einem Vergleich der Schwankungen der Serumbakterizidie - die sich bei unserem Versuch, einen Normalwert zu bestimmen, herausstellten - mit der Wetterkurve ergab sich eine deutliche Parallelität der beiden Kurven. Bei hoher Tagestemperatur verbunden mit Sonnenschein war die bakterizide Fähigkeit groß; bei niedrigen Temperaturen, verbunden mit Regen, entsprechend niedrig (s. Abb. 30).

Die Faktoren, die in vivo die Bakterizidie beeinflussen, sind so zahlreich und mannigfach, daß es sehr schwer ist, sie in ihrer Gesamtheit zu erfassen. Ebenso ist die auslösende Ursache für die Veränderungen der Bakterizidie noch sehr strittig. Vielfach wird die Ansicht vertreten, es komme durch den Sympathikusreiz zu einer Ausschüttung von Blut- oder Lymphdepots, deren Blut bzw. Lymphe besonders reich an bakteriziden Stoffen sein soll. Damit läßt sich ein plötzliches Ansteigen der Bakterizidie wohl erklären, aber nicht ein plötzliches Absinken.

Da eine auffallende Abhängigkeit zwischen Alkalescenz, pH-Wert und Bakterizidie besteht [40], [1], [14], [23], [24], [22], und auch die Bakterizidie sich in vitro durch pH-Wert, Alkali- und CO_2-Verschiebungen sowohl abschwächen als auch steigern läßt, so liegt es nahe, daß hier ein wesentlicher Faktor zu suchen ist. So liegt es auch nahe, daß der Einfluß des vegetativen Nervensystems nicht direkt - durch Ausschüttung verschiedener Depots - wirkt, sondern über den Weg des RES, indem diese Zellen zu einer Tätigkeit angeregt werden, in deren Folge das "innere Milieu" des Blutes die feinen Veränderungen erfährt, die bereits genügen, die hochempfindlichen Eiweißkörper in ihrer Aktivität zu beeinflussen. Hiernach ließe sich sowohl ein Ansteigen als auch ein Absinken der bakteriziden

Fähigkeit erklären. Weiterhin ist auch die Frage noch ungeklärt, ob es sich bei den Schwankungen der Bakterizidie um eine absolute oder relative Vermehrung oder Verminderung der zur Wirkung gelangenden bakteriziden Stoffe handelt oder ob lediglich eine Aktivierung oder Inaktivierung infolge einer Milieuänderung dahinter zu suchen ist.

2. Methodischer Teil

Als Versuchstiere dienten Kaninchen im Alter von 3/4 bis 2 1/2 Jahren. Die Tiere waren in Einzelfällen in einem halboffenen Schuppen untergebracht. Das Futter bestand aus gequetschtem Hafer, dazu Gras, Möhren oder Kohl. Der Versuchsablauf war kurz folgender: Den Tieren wurde Blut zur Bestimmung des Normalwertes entnommen. Es folgten die Belastung in der Unterdruckkammer und im Anschluß daran weitere Blutentnahmen zur Feststellung der Veränderungen durch die Höhe. Das gewonnene Serum wurde am nächsten Tag auf seine Bakterizidie bakteriologisch geprüft.

Im einzelnen wurde folgendermaßen vorgegangen:

Zur Belastung kamen die Tiere einzeln oder zu zweien in eine zylindrische Unterdruckkammer (6,6 m^3 Rauminhalt), in der jeweils der Unterdruck erzeugt wurde, der dem Luftdruck der gewünschten Höhe entsprach. Die Absauggeschwindigkeit entsprach einer durchschnittlichen Aufstiegsgeschwindigkeit von 1000 m/min. Die Abstiegsgeschwindigkeit war entsprechend. Aufenthaltsdauer in der Unterdruckkammer betrug zunächst 1 1/2 bis 2 Stunden. Die Versuchstiere wurden nur 1 bis 2mal dem Unterdruck ausgesetzt, so daß noch keine Reizempfindlichkeit bzw. Reizanpassung eingetreten sein dürfte.

Eine Anreicherung der Kammerluft mit CO_2 durch die Ausatmungsluft der Versuchstiere kam wegen der Größe der Kammer und der wenigen Tiere nicht in Betracht, zumal der Aufenthalt nur in einigen Fällen über 1/2 Stunde hinausging. Bei längeren Aufenthalten wurde von Zeit zu Zeit Frischluft zugeführt. Die Luftfeuchtigkeit blieb annähernd konstant. Die Temperatur in der Kammer, die zunächst der Zimmertemperatur entsprach, sank in den ersten 5 Minuten des Aufstieges, wie nach physikalischen Gesetzen zu erwarten, um etwa 4 bis 5° C. Danach ließ sich trotz weiteren Aufstieges kein Temperaturabfall mehr feststellen. Nach Beendigung des Aufstieges stellte sich innerhalb von 10 bis 15 Minuten die Ausgangstemperatur wieder ein. Beim Abstieg kam es zu einem Temperaturanstieg bis zu 5° C. Diese verhältnismäßig geringen Temperaturschwankungen, die außerdem in wenigen Minuten zum Ausgangswert zurückkehrten, darf man wohl vom Einfluß auf die Bakterizidie ausschließen.

Zur Blutentnahme haben wir grundsätzlich eine der Ohrvenen punktiert, da nach Obengesagtem [40], [24], [77] arterielles und venöses Blut unterschiedliche bakterizide Kräfte haben. Die Blutentnahme erfolgte immer in der Zeit von 15 bis 17,30 Uhr um so weit wie möglich den Einfluß der Fütterung auszuschalten.

Sämtliche Instrumente und Glassachen sind für jeden Versuch im Autoklaven bei 142° und 3 atü sterilisiert worden.

Die Haare wurden an den Punktionsstellen so kurz wie möglich mit einer Schere gestutzt, das Ohr gründlich mit Äther gereinigt und über eine 15-Watt-Glühbirne gehalten. Die darauf eintretende Gefäßerweiterung ermöglichte eine schonende Punktion selbst kleinerer Venen. So konnte fast ausnahmslos mit einer Punktion die erforderliche Blutmenge von 3 bis 4 cm^3 gewonnen werden, obwohl nach LOEWY [54] die Blutgerinnungszeit durch die Höhe herabgesetzt wird, was auch den eigenen Beobachtungen entsprach. Zur Punktion mußten die Kanülen (Größe 1 oder 2) mit einer Klemme geführt werden, um das in Zentrifugenröhrchen abtropfende Blut nicht zu verunreinigen. Die Röhrchen wurden mit Gummistopfen verschlossen und eine halbe bis eine Stunde bei Zimmertemperatur stehengelassen. Nach weiteren 2 bis 3 Stunden im Kühlschrank bei 4 bis 6° C kam es fast immer zur Blutkuchenbildung. Falls nicht, ließ sich der Fibrinpfropf bzw. die Fibrinfäden mit einem ausgeglühten Platindraht leicht von der Glaswand lösen. Darauf wurde bis zur völligen Klarheit des Serums zentrifugiert, das Serum vorsichtig in kleinere Röhrchen abpippettiert und bis zur Bakterizidieprüfung im Kühlschrank aufbewahrt.

Fast ausnahmslos erfolgte die Aufarbeitung des Serums 18 bis 24 Stunden nach der Entnahme. Diese Zeitspanne ist nach dem bereits Gesagten die günstigste, da der Alterungsprozeß zu dieser Zeit einen Stillstand zeigt. Außerdem ist die Frage des Alterns in dieser Arbeit nicht so von Bedeutung, da nur die Bakterizidiewerte eines einzelnen Versuches miteinander verglichen wurden und für jeden einzelnen Versuch ein Normalwert ermittelt wurde. Die Aufarbeitung des Serums erfolgte im Hygiene-Institut der Universität Bonn. Der Transport des Serums vom Institut für Flugmedizin bis dorthin dauerte etwa 10 Minuten.

Forschungsberichte des Wirtschafts- und Verkehrsministeriums Nordrhein-Westfalen
___

Zur Bestimmung der Serumbakterizidie steht im wesentlichen nur eine Methode zur Verfügung, wie sie schon bei den ersten Arbeiten über die Bakterizidie angewandt wurde (BUCHNER [12],[13] und BEHRING [1]). Die jüngere und verbesserte Methode von E. WRIGHT [92] ist für die Bestimmung der Serumbakterizidie ungeeignet, da bei ihr auch der zelluläre Mechanismus zur Wirkung kommen kann.

Von allen Sera stellten wir jeweils mit Fleischwasserbouillon Verdünnungen von 1 : 2 und 1 : 3 her, so daß nachher zwei Röhrchen mit je 0,5 cm^3 des 1 : 2 verdünnten und drei Röhrchen mit je 0,5 cm^3 des 1 : 3 verdünnten Serums vorhanden waren. Erst nach der Serumverdünnung wurde aus einer durchschnittlich 20 Stunden alten Staphylococcenkultur (SG 511) eine frische Verdünnung von etwa 1 : 50 000 und 1 : 100 000 hergestellt. Je eine der Serumverdünnungen von 1 : 2 und 1 : 3 wurde mit 0,2 cm^3 der Bakterienverdünnung 1 : 50 000 und die anderen Serenverdünnungen mit 0,2 cm^3 der Bakterienverdünnung 1 : 100 000 beimpft. Zur Kontrolle beschickten wir vier Röhrchen mit je 0,5 cm^3 Fleischwasserbouillon, vier Röhrchen mit je 0,5 cm^3 des 1 : 2 verdünnten inaktivierten Serums und zwei Röhrchen mit je 0,5 cm^3 inaktiviertem Serum und beimpften diese Röhrchen zur einen Hälfte mit je 0,2 cm^3 der auf 1 : 50 000 und zur anderen Hälfte mit der auf 1 : 100 000 verdünnten Bakterienaufschwemmung. Um eine gute Verteilung der Bakterieneinsaat zu erreichen, wurden sämtliche Röhrchen ausgiebig geschüttelt.

Mit je 0,1 cm^3 aus den Kontrollröhrchen wurden sofort mit Fleischwasseragar Platten gegossen. Darauf kamen Serum und Kontrollröhrchen für eine Stunde in den Brutschrank (37° C). Hierauf wurden erneut mit je 0,1 cm^3 aus Kontroll- und Serumröhrchen Platten gegossen. Die auf den Platten ausgewachsenen Kolonien konnten nach 24 bis 48stündiger Bebrütung makroskopisch ausgezählt werden. Stichproben ergaben, daß bereits nach 24stündiger Bebrütung keine weiteren Kolonien mehr auswuchsen. Durch Stichproben ließ sich weiterhin nachweisen, daß die ausgewachsenen Kolonien tatsächlich mit den eingesäten Keimen übereinstimmten.

Die Platten wurden mit dem gleichen Fleischwasseragar in drei Schichten gegossen. Eine Bodenschicht von 1 mm Dicke sollte das Entstehen von Wischkolonien verhindern. Auf diese Schicht wurde das Serumbakteriengemisch gebracht und mit etwa 3 cm^3 Agar (42° C) gemischt. Nach Festwerden dieser

Schicht kam noch eine millimeterdicke Deckschicht darüber. Hierdurch konnte erreicht werden, daß die sonst oft recht zahlreichen Oberflächenkolonien (unter vorliegenden Verhältnissen 2o bis 3o), die grundsätzlich nicht mitgezählt werden, in diesem Falle gar nicht als Oberflächenkolonien in Erscheinung traten und dadurch ein genaueres Auswerten möglich wurde.

Zum Abmessen der Mengen von o,1 und o,2 cm^3 bewährten sich Blutzuckerpippetten mit einer Markierung von o,2 und o,1. Alle Pippetten wurden stets ausgeblasen. Durch den Gebrauch verschieden großer Petrischalen (5 und 1o cm ⌀) ließ sich Nährbodenmaterial einsparen. Der Nachweis, daß die eingeimpften Keime lebten, ließ sich an einigen der Kontrollröhrchen erbringen, die für 24 Stunden im Brutschrank aufbewahrt wurden. Sie zeigten regelmäßig nach dieser Zeit eine Trübung, die ein normales Bakterienwachstum anzeigte. Sterilitätsproben mit der zur Verdünnung gebrauchten Bouillon und den Sera fielen stets negativ aus.

Die Einwirkungsdauer des Serums auf die eingeimpften Keime von einer Stunde läßt sich nach folgenden Versuchen annähernd als günstig bezeichnen. Mit einigen Sera eines laufenden Versuchs wurden in den angegebenen Zeitabständen der üblichen Art Platten gegossen. Die in den beiden folgenden Tabellen 1 und 2 angegebenen Zahlen geben in Prozent die nicht zum Auswachsen gekommenen Keime an.

Hieraus läßt sich entnehmen, daß ein Serum mit relativ geringer bakterizider Kraft innerhalb einer Stunde die größtmögliche Wirkung erreicht hat.

Tabelle 1

Nr. des Versuchs-Tieres	Verdünnung		Zahl der abgetöteten Keime (in %) bei einer Einwirkungsdauer des Serums von:			
	des Serums	des Bakt.-Suspens.	1/2 Std.	1 Std.	1 1/2 Std.	2 Std.
76	1:1	1 : 5o ooo	24	24	7	0
76	1:1	1 : 1oo ooo	25	27	21	0
79	1:1	1 : 5o ooo	52	73	84	88
79	1:1	1 : 1oo ooo	66	7o	72	69

Tabelle 2

Nr. des Vers.-Tieres	Verdünnung		Zahl der abgetöteten Keime (in %) bei einer Einwirkungsdauer des Serums von:			
	des Serums	des Bakt.-Suspens.	1 Std.	1 Std. 2o'	1 Std. 4o'	2 Std.
71	1:1	1 : 5o ooo	81	85	81	71
71	1:1	1 : 1oo ooo	66	74	72	65
7o	1:1	1 : 5o ooo	25	25	3	0
7o	1:1	1 : 1oo ooo	33	3o	6	0

Über diese Zeitspanne hinaus kommt es zu einer Erschöpfung der bakteriziden Kräfte oder schon zu einem Bakterienwachstum. Nach 2 Stunden läßt sich durch das Bakterienwachstum bereits überhaupt keine Bakterizidie mehr feststellen. Dagegen haben die Sera mit relativ großer bakterizider Kraft anscheinend nach 1 1/2 Stunden die größte Wirkung entfaltet, die auch nach 2 Stunden noch deutlich ist. Da die Größe der bakteriziden Kraft nicht im voraus festzustellen ist, wird mit Rücksicht auf schwach bakterizide Sera eine Einwirkungsdauer von 1 Stunde das gegebene sein.

Da das Gießen der Platten etwa 2o Minuten in Anspruch nahm, hätte sich für einzelne Bakterizidiewerte ein ganz falsches Bild ergeben können. Um dies zu vermeiden, wurden zunächst je o,1 cm^3 aus allen Röhrchen auf die entsprechenden Platten gegeben. Darauf folgte das Gießen der Platten (Unterbrechung der bakteriziden Vorgänge durch starke Verdünnung des Serums) in der Reihenfolge, daß die Sera, die miteinander verglichen werden sollten, gleich hintereinander folgten. Dadurch ließ sich der Unterschied in der Einwirkungsdauer auf die unbedeutende Zeit von 5 Minuten herabsetzen.

Da der Zeitraum zwischen der Herstellung der Bakterienaufschwemmung und ihrer Einsaat in die Serum- und Bouillonröhrchen bis zur Unterbrechung des bakteriziden Vorgangs durch das Gießen der Agarplatten bis zu 1 1/2 Stunden betrug, war es notwendig, darzulegen, daß es in diesem Zeitraum noch zu keinem wesentlichen Bakterienwachstum kommt: Mit je o,2 cm^3 einer auf 1 : 1oo ooo verdünnten Bakteriensuspension wurden je 5 Röhrchen

Tabelle 3

0,2 cm³ der Bakt.-Suspension	Mittelwert der Kolonienzahl von je 5 Platten				
	sofort	nach 1 Std.	nach 1 1/2 Std.	nach 2 Std.	nach 2 1/2 Std.
+ 0,5 cm³ Fleischwasser-Bouillon	177	180	188	180	263
+ 0,5 cm³ inaktiviertes Serum	175	179	185	201	233

mit 0,5 cm³ Fleischwasserbouillon bzw. 0,5 cm³ inaktiviertem Serum beimpft. In der üblichen Art wurden einmal sofort Platten gegossen, zum anderen erneut nach einer 1 1/2, 2, 2 1/2stündigen Bebrütung (Tabelle 3).

Das Wachstum der Bakterien war in der Bouillon nach 2 1/2 Stunden deutlich, während das Wachstum in inaktiviertem Serum bereits nach 2 Stunden in Erscheinung trat. Da hiernach der Zeitraum von 1 1/2 Stunden nicht überschritten werden durfte, konnten jeweils nicht mehr als 6 bis 8 Sera verarbeitet werden.

3. Eigene Ergebnisse

Aus den Versuchsergebnissen der vorliegenden Arbeit läßt sich entnehmen: Mehrmalige Blutentnahmen von 3 bis 4 cm³ in halbstündlichem Abstand und die damit verbundenen versuchstechnisch bedingten Begleitumstände haben in einer Zeitspanne von 2 Stunden keinen erkennbaren Einfluß auf die Serumbakterizidie. Die leichten Schwankungen dürften methodisch bedingt sein (s. Tabelle 4).

In einer Zeitspanne von 2 Stunden kommt es also zu keiner Abweichung über den zwei- oder dreifachen Sigmawert hinaus. Nach 2 1/2 bis 3 Stunden sinkt dagegen die Bakterizidie auffällig. Wollen wir diese Möglichkeit bei unseren Versuchen ausschließen, so können wir demnach den Verlauf der Bakterizidie nur über eine Zeitspanne von 2 Stunden beobachten.

Durch die Belastung in der Unterdruckkammer ließen sich nun folgende markante Veränderungen feststellen: Während der ersten 10 bis 30 Minuten des

T a b e l l e 4

Schwankungen der Bakterizidiewerte bei 1/2stündlichen Blutentnahmen

Nr.de. Vers.-Tieres	Grund-wert	nach 1/2 Std.	+vom -M.W.	nach 1 Std.	+vom -M.W.	nach 1 1/2 Std.	+vom -M.W.	nach 2 Std.	+vom -M.W.	nach 2 1/2 Std.	+vom -M.W.	nach 3 Std.	+vom -M.W.
74	88	89	+3,5	82	-4,8	-	-	-	-	-	-	-	-
73	83	77	-3,8	-	-	82	+2,5	77	-3,8	-	-	-	-
77	76	80	+3,9	74	-3,9	-	-	-	-	-	-	-	-
71	61	60	-3,2	-	-	65	+4,8	-	-	53	-14,5	31	-50,0
76	59	59	-	58	-1,7	60	-1,7	-	-	-	-	-	-
70	51	55	+7,8	50	-2,0	-	-	49	-4,0	-	-	37	-27,5
77	39	-	-	37	-	36	-2,7	-	-	-	-	-	-
79	32	31	-	29	-6,4	-	-	-	-	-	-	-	-
1o	29	27	-6,7	30	+3,5	-	-	-	-	-	-	-	-

Höhenaufenthaltes in 8 000 m kommt es zu einem Anstieg der bakteriziden Kraft. Bei vier Versuchstieren mit niedrigem Ausgangswert betrug die Erhöhung im Mittel 54 % (Tabelle 5 und Abb. 26 und 27).

Bei einem Versuchtier mit hohem Ausgangswert war die Steigerung nur 4 % (s. Abb. 25) und die Summe nicht verwertbar, weil sie nicht über die normale Fehlerbreite hinausgeht. Auf der anderen Seite ist bei einem Ausgangswert von 91 im Höchstfalle eine Steigerung von 9 möglich.

Der weitere Verlauf der bakteriziden Wirkung zeigt von dem Höhepunkt nach der ersten halben Stunde ab zunächst einen steilen, dann kontinuierlichen Abfall, wie es aus Abbildung 26 und 27 ersichtlich ist. Dieses Absinken der Serumbakterizidie wird noch einmal besonders deutlich direkt nach dem Abstieg (Tabelle 6).

Tabelle 5

Nr. des Vers.-Tieres	vor dem Aufstieg	1/2 Std. nach dem Aufstieg	Steigerung in %
62	9	19	111
63	24	32	33
54	19	26	37
64	29	39	34
			M.W. 54 %

Tabelle 6

Nr. des Vers.-Tieres	vor dem Aufstieg	1/2 Std. nach dem Aufstieg	Steigerung in %
62	14	9	-36
63	12	7	-42
64	32	25	-22
54	20	15	-25
			M.W. -31 %

Es zeichnen sich hiernach zwei Faktoren ab, die einen besonderen Einfluß auf die Veränderung der Serumbakterizidie zu haben scheinen:

1. der Aufstieg
2. der Abstieg.

Bei weiteren Versuchen wurde die Dauer des Höhenaufenthaltes auf eine halbe Stunde verkürzt und nur noch vor und nach dem Höhenaufenthalt Blut entnommen. In einzelnen Fällen wurde das Verhalten der Serumbakterizidie nach dem Abstieg über eine Zeitspanne von 1 bis 1 1/2 Stunden beobachtet. Bei diesen kurzfristigen Höhenaufenthalten ließ sich feststellen, daß die Versuchstiere auf den gleichen Reiz hin auf zwei voneinander deutlich verschiedene Art reagierten. Bei der einen Hälfte der Versuchstiere zeigte sich ein starkes Absinken der Bakterizidie gleich nach dem Abstieg und in der darauffolgenden halben Stunde wieder ein deutliches Ansteigen (Typ I) (s.Abb. 29 und Tabelle 7). Bei den anderen Tieren ist nach dem Abstieg lediglich ein geringes Absinken zu beobachten (wenig über dem zweifachen Sigmawert), während in der darauffolgenden halben Stunde es zu einem sehr deutlichen Absinken der Bakterizidie kommt (Typ II) (s. Abb. 29 und Tabelle 8).

Tabelle 7

Veränderung der Bakterizidiewerte durch 1/2stündigen Höhenaufenthalt nach Typ I

Nr.des Vers.-Tieres	Ausgangs-wert	nach dem Abstieg	+- in %	1/2 Std. nach dem Abstieg	+- in %
7o	96	77	- 19,8	85	+ 1o,4
2	91	58	- 36,2	79	+ 36,2
1o	72	53	- 26,4	6o	+ 13,2
77	61	37	- 39,3	4o	+ 8,1
73	58	22	- 62,1	43	+ 95,5
76	46	3	- 93,5	27	(+8oo)
M.W.			- 46,2		+ 32,7

Tabelle 8
Veränderung der Bakterizidiewerte durch 1/2stündigen Höhenaufenthalt nach Typ II

Nr.des Vers.- Tieres	Ausgangs- wert	nach dem Abstieg	+ - in %	1/2 Std. nach dem Abstieg	+ - in %
71	97	93	- 4,1	79	- 15,0
37	86	82	- 4,7	73	- 11,0
1	86	80	- 7,0	56	- 30,0
76	85	85	-	82	- 3,5
61	70	59	- 15,7	17	- 71,2
73	58	48	- 17,3	36	- 25,0
79	47	36	- 23,4	7	- 80,5
77	45	39	- 13,3	35	- 10,2
74	38	29	- 23,7	4	- 86,2
M.W.			- 12,1		- 37,0

Aus diesen Zahlen läßt sich kein Verhältnis der Normalwerte zu den nachfolgenden Veränderungen erkennen, ebensowenig eine Abhängigkeit zwischen der Größe des Absinkens der Bakterizidie und der Größe des Anstieges. Aus beiden Tabellen läßt sich entnehmen, daß es bei allen Tieren nach dem Höhenaufenthalt zu einem mehr oder weniger deutlichen Absinken der Bakterizidie kommt mit einer Ausnahme, bei der die Werte gleichbleiben. Das Verhalten der Bakterizidie nach dem Abstieg und im weiteren Verlaufe von einer halben bis 1 1/2 Stunden ist so unterschiedlich, daß eine Besprechung nichts erbringen würde (s. Abb. 28).

Interessant ist die Feststellung, daß die gleichen Tiere sowohl nach Typ I als auch nach Typ II reagieren können. Auffällig ist aber dabei, daß die Tiere Nr. 73, 76, 77, die charakteristisch nach Typ I reagierten, im anderen Falle nicht charakteristisch den Kurvenverlauf von Typ II zeigten. Der Kurvenverlauf nähert sich hier einem Übergangstyp (s.Abb.29). (Abb. 24 bis 30 s. am Schluß dieses Aufsatzes).

Irgendwelche Anhaltspunkte, warum es zu diesem oder jenem Reaktionsablauf kommt, ergeben sich aus der Versuchsanordnung zunächst nicht. Auch aus Unterschieden in der Fütterung oder aus Witterungseinflüssen läßt sich keine Erklärung finden, zumal häufig aus dem gleichen Versuch ein Tier nach Typ I und das andere nach Typ II reagierte. Auf die Möglichkeit einer rein hypothetischen Erklärung für das Zustandekommen dieser zwei Reaktionsformen wird später noch hingewiesen werden.

Es ergab sich weiterhin kein erkennbarer Unterschied in der Reaktionsstärke und im Reaktionsablauf bei Höhen von 4 000, 8 000 und 1o 000 m (s. Abb. 28).

Zu der rein zahlenmäßigen Auswertung der Versuchsergebnisse ist folgendes zu sagen: Die Zahl mit der der Grad der Bakterizidie in den Tabellen und Kurven angegeben ist, ist eine Prozentzahl, die angibt, wieviel der eingesäten Keime durch das Serum vernichtet wurden. Die Zahl ist der Mittelwert von fünf Einzelbestimmungen.

Die Berechnung der mittleren quadratischen Abweichung erfolgte nach der Formel (44):

$$\sigma = \sqrt{\frac{(x_1 - M)^2 + (x_2 - M)^2 + \ldots (x_n - M)^2}{n - 1}}$$

$$M = \frac{x_1 + x_2 + x_n}{n}$$

und ergab einen Sigmawert von 5,55. Der Sigmawert wurde berechnet nach der Fehlerbreite, wie sie sich aus den unterschiedlichen Kolonienzahlen der Kontrollplatten ergaben und aus den Versuchsprotokollen ersichtlich sind. Da die Zahl der eingeimpften Keime allein durch die verschiedene Konzentration recht unterschiedlich war, wurden alle Abweichungen vom Mittelwert in Prozentwerten ausgedrückt, wodurch eine gleichwertige Berechnung sowohl der niedrigen als auch der hohen Werte möglich wurde. Ein weiterer Vorzug dieser Umrechnung liegt darin, daß der so errechnete Sigmawert nun auf sämtliche Bakterizidiewerte, die ja auch Prozentwerte darstellen, anwendbar wird. Die Unmöglichkeit einer Anwendung Sigmas auf alle Normalkurven der Abbildung 24 ohne vorangegangene Umrechnung auf Prozentwerte wird sofort sichtbar bei einem Vergleich von Kurven mit hohen und niedrigen Werten. Die Schwankungen beider Kurven sind prozentual gleich, absolut dagegen sehr unterschiedlich und nicht miteinander zu vergleichen. Die Genauigkeit des Sigmawertes leidet durch diese Umrechnung nicht. So ergäbe sich aus der Normalkurve Nr. 73 (Abb. 24) ein $\sigma = 3,21$; nach prozentualer Umrechnung $\sigma = 4,06$. Dasselbe für die Kurve Nr. 79 wäre: $\sigma = 1,58$ und $\sigma = 5,09$. Sigma wird also zum Teil wesentlich größer.

4. Diskussion der Ergebnisse

Der Diskussion der Ergebnisse soll eine kurze Übersicht der bisher über das gleiche Thema veröffentlichten Arbeiten vorangestellt werden.

Von LUDANY, GORECZKY und BERTA [58] machten die Feststellung, daß beim Menschen und Kaninchen die Serumbakterizidie durch einmaligen 25 bis 30 Minuten dauernden Höhenaufenthalt auf 4 000 bis 4 500 m relativ stark ansteigt (im Mittel 26,8 %). Die technischen Versuchsbedingungen waren dieselben wie bei der vorliegenden Arbeit; die Bestimmungsmethode für die Serumbakterizidie war ebenfalls die gleiche. Auffällig ist jedoch, daß in dieser Arbeit eine Erhöhung der Serumbakterizidie des Menschen gegenüber Staphylococcen eintritt. Nach DRESEL [18] hat das normale gesunde Menschenblut keine β-Lysine und wohl deshalb auch keine Serumbakterizidie gegenüber Staphylococcen (SEIFFERT [83]). In mehreren Versuchen konnten wir selbst das Fehlen einer bakteriziden Wirkung gegen Staphylococcen im menschlichen Serum feststellen.

Die Arbeit von v. LUDANY und Mitarbeitern ist die einzige, die ohne Einschränkung mit der vorliegenden verglichen werden kann. Die anderen Arbeiten sind nur unter Vorbehalt heranzuziehen, da sie in ihrer technischen Durchführung Abweichungen von der vorliegenden Arbeit zeigen oder einen anderen bakteriziden Faktor auswerten. So haben die erwähnten Autoren [58] ebenfalls den Komplementgehalt des Blutes geprüft und nach Höhenaufenthalt einen 11 %igen Anstieg beobachtet. Weiterhin stellte v. LUDANY [56] fest, daß der Opsoninindex durch Aufenthalt im Unterdruck bedeutend ansteigt.

GORECZKY und BERTA [32] und [55] wiesen nach, daß diese Veränderungen ausblieben, wenn im Unterdruck gleichzeitig Sauerstoff geatmet wird. Man dürfte also den Sauerstoffmangel als das auslösende Moment ansehen, und zwar als Reiz für den Sympathikus, der nun wieder nach den Theorien von BELAK eine Erhöhung der bakteriziden Kräfte bewirken soll.

MONACO [63] machte die Beobachtung, daß die agglutinierende Wirkung gegen Typhusbazillen bei den Versuchstieren nach Höhenaufenthalten anstieg.

Weiterhin gibt MONACO an [62], daß nach wiederholten kurzfristigen Höhenaufenthalten (6 500 m) die Widerstandsfähigkeit gegen artefizielle Infektionen von Diphtherie, Tetanus und Dysenterie abnimmt. Gleicher Art war das Verhalten der gleich belasteten Versuchstiere gegenüber experimenteller Milzbrandinfektion [64], [65], und bezüglich der Serumbakterizidie beobachtete er gegenüber Colibakterien ein Nachlassen bzw. völliges Schwinden der bakteriziden Kraft [61].

Bei kurz- und langfristigen Höhenaufenthalten konnte TAKAHASHI [85] keinen Einfluß auf den normalen Komplementgehalt und auf normales Hämagglutinin feststellen.

Die Ergebnisse von v. LUDANY und Mitarbeitern stehen also in direktem Gegensatz zu den Ergebnissen dieser Arbeit, während die Feststellungen von MONACO den klinischen Nachweis für das Absinken der Bakterizidie unter dem Einfluß der Höhe darstellen.

Um zu einer Deutung der von uns festgestellten Veränderungen zu gelangen, müssen wir das Verhalten der eingangs erwähnten Faktoren, die die Bakterizidie zu beeinflussen imstande sind, unter dem Einfluß der Höhe betrachten. Es handelt sich dabei um die Physiologie des vegetativen Nervensystems und des Blutes unter dem Einfluß der Höhe.

a) Vegetatives Nervensystem

Nach den Untersuchungen von OPITZ und TILMANN [68] läßt sich der Zustand des vegetativen Nervensystems in der Höhe kurz folgendermaßen zusammenfassen (Tierversuche). Für den

Aufstieg:
Phase I (0 - 5 - 700 m) Tonusabnahme des Sympathicus (Accelerans und Vasokonstriktoren) und des Parasympathicus. Phase II (- 8 000 m) Reizung der sympathischen und parasympathischen Zentren.
Phase III (- 12 000 m) Lähmung der sympathischen Zentren bei noch Weiterbestehen der Reizung des widerstandsfähigeren Vaguszentrums. Ist auch dieses gelähmt, scheint eine Erholung nicht mehr möglich

Für den Abstieg:
Phase C. Erneute posthypoxämische Sympathicusreizung bei noch anhaltender Vagusreizung.
Phase B. Nachlassen der Vagus- und Sympathicusreizung.
Phase A. Rückkehr zum physiologischen Sympathico- und Vagotonus.

Diese Feststellungen wurden von KOCH [51] bestätigt. Nach ZÜST [93] besteht bei 7 000 bis 8 000 m Höhe auf Grund der Verengerung der Pupillen und der Lidspalten eine ausgesprochene Parasympathicotonie. Auch tritt beim Menschen eine Schläfrigkeit auf, die sich nach eigenen Beobachtungen auch bei den Versuchstieren feststellen läßt. Der Schlaf ist nach HESS [43] eine vegetative Funktion, die im positiven Sinne vom Parasympathicus beeinflußt wird.

Diese Erscheinungen sind um so auffälliger, da nach MONNIER [66] psychische Reize, wie sie durch den Aufenthalt in der U-Kammer (Geräusche usw.) und durch Blutentnahmen entstehen können, eine Mydriasis zur Folge haben. In der Höhenmiosis sei also ein Zeichen gesteigerten Parasympathicotonus' zu sehen. Dies berechtigte aber nicht zu dem Schluß, daß die Höhenkrankheit eine unkomplizierte Auswirkung des parasympathischen Übergewichtes sei, vielmehr sei es ein Nebeneinander von gesteigerten Sympathico- und Parasympathicotonus [93]. Hiernach kommt es in keinem Falle beim Höhenaufenthalt zu einem Überwiegen des Sympathicotonus, eher noch zu einem leichten Übergewicht des Vagotonus. So ist auch die Behauptung von v.LUDANY und seinen Mitarbeitern, der Anstieg der Bakterizidie sei eine Folge der in der Höhe auftretenden Sympathicotonie, nicht ohne Vorbehalte hinzunehmen, zumal es sich bei v.LUDANYs Versuchen lediglich um eine Höhe von 4 000 bis 4 500 m handelt, und es in dieser Höhe (entsprechend Phase I) nach OPITZ und TILMANN zu einer Tonusabnahme der vegetativen Zentren kommt. Auch ein Absinken der Bakterizidie, wie es bei unseren Versuchen der Fall war, läßt sich als Ursache einer möglichen Parasympathicotonie keinesfalls erklären.

b) Die Physiologie des Blutes unter dem Einfluß der Höhe

Die eigentliche Ursache für die Veränderungen des "inneren Milieus" des Blutes ist die Abnahme des CO_2-Gehaltes des Blutes durch die forcierte Atmung infolge des O_2-Mangels. Die Steigerung der Atemfrequenz führt OPITZ [68] auf die Herabsetzung der atemerregenden Kohlensäureschwelle durch den O_2-Mangel zurück. Da die alveoläre CO_2-Spannung bei gegebener CO_2-Ausscheidung nur von der alveolären Ventilation abhängt, kommt es durch die Hyperpnoe zu einem Abrauchen der Kohlensäure. Bei schnellen Aufstiegen von etwa 1 000 m pro Minute tritt bereits bei ungefähr 1 200 m Höhe eine Hyperpnoe ein [69]. Der CO_2-Gehalt sinkt zuerst langsam, dann nach Erreichen mittlerer Höhen schneller ab. Beim Abstieg steigt er aber in allen Versuchen nicht an, sondern sinkt noch eine Zeitlang meist bis zum Ende des Abstieges und steigt in der Erholungszeit langsam wieder an.

Das Absinken des CO_2-Gehaltes durch vermehrtes Abrauchen wird nach FRITZ [27] noch gesteigert durch eine verminderte CO_2-Produktion infolge des durch Sauerstoffmangel veränderten Zellstoffwechsels. Nicht zuletzt ist durch die in der Höhe auftretende Azidose eine vermehrte Abgabe von CO_2 in die Alveolen bedingt, was in der Feststellung von FRITZ [27] zum Ausdruck kommt, daß das CO_2-Bindungsvermögen in 5 000 bis 7 000 m Höhe von 32,4 auf 24,o absinkt.

Verbunden mit dem CO_2-Gehalt sind die Schwankungen des pH-Wertes und der Alkalireserve des Blutes.

All diese Veränderungen haben OPITZ und TILMANN für die bereits erwähnten Phasen zusammengefaßt.

Phase I. Zunehmende Atemtätigkeit
Zunehmende Alkalose im Blut

Phase II. Maximum der Atemsteigerung,
weiter zunehmende Alkalose im Blut, bei beginnender Azidose im Gewebe.

Ende Phase II. Atemkrise, pH-Krise

Phase III. Atemlähmung,
zunehmende Azidose im Blut und Gewebe.

Phase C. Atemvolumen noch relativ oder absolut vermindert.
Weiter zunehmende Azidose im Blut.

Phase B. Atmung dasselbe.
Allmähliche Zunahme des pH-Wertes im Gewebe.

Phase A. Zunahme des Atemvolumens.
Leichter Anstieg des pH-Wertes im Gewebe und im Blut.

Von GOHR [29], CHRISTENSEN [15] und HENDERSON [42] liegen gleichlautende Beobachtungen vor. FRITZ [28] betont, daß jede Luftdruckverminderung, so geringfügig sie auch sei, eine Azidose des Blutes hervorruft. Dagegen beobachten LENGENHAGER [53] und GYÖRGY [39] eine Verschiebung zur alkalischen Seite hin.

Interessant ist in diesem Zusammenhang auch die Feststellung von DEDULINE [17], GOHR [29] und PIÉRY [78], daß unter dem Einfluß der Höhe der Milchsäuregehalt im Muskel und im Blut steigt.

Nach LEPETIT [52] geht mit dem pH-Wert die Alkalireserve parallel. Eine Verschiebung zur saueren Seite hin bedeutet ein Sinken der Alkalireserve, ebenso umgekehrt. So beobachteten OPITZ und TILMANN, daß bereits am Ende der Phase I die Alkalireserve erniedrigt ist. Zum Ausgleich des CO_2-Verlustes kommt es nämlich zu einer kompensatorischen Verringerung der Alkalireserve durch Abwandern von Alkali ins Gewebe und durch Ausscheidung durch die Nieren. Außerdem erschöpft das spätere Auftreten von nicht flüchtigen Säuren die etwa noch vorhandene Alkalireserve. Deshalb wird es zu einem Minimum an disoziablem Alkali kommen, wenn bei und nach dem Abstieg eine Erhöhung des CO_2-Gehaltes eintritt.

OLIVEIRA [66 a] stellte in 4 350 m Höhe bereits eine Abnahme der Alkalireserve um 3 bis 16 % fest. Desgleichen beobachtete BEYNE [7] eine Abnahme der Alkalireserve bei 4 000 m Höhe. Aus all dem geht hervor, daß die Faktoren, die im wesentlichen die Bakterizidie zu beeinflussen imstande sind, der CO_2-Gehalt, der pH-Wert und die Alkalireserve des Blutes in kurzfristigem Höhenaufenthalt Veränderungen erfahren, die sich, grob gesehen, mit den von uns festgestellten Veränderungen der Bakterizidie in Einklang bringen lassen. Bei dem Kurvenverlauf der Abbildungen 26 und 27 fällt das Ansteigen der Bakterizidie zusammen mit der anfangs auftretenden Alkalose des Blutes entsprechend Phase I und Phase II (nach der Einteilung von OPITZ). Da der Übergang in Phase III bei diesen Versuchen nicht stattfand, wir es aber mit einer längeren Verweildauer auf der gleichen Höhe zu tun haben, so ist in diesem Falle auch schon in der Phase II mit einem Absinken des pH-Wertes nicht nur im Gewebe, sondern auch schon im Blute zu rechnen [27] und [28], was im Absinken der Bakterizidie zum Ausdruck kommt. Der erneute stärkere Bakterizidieabfall gleich nach dem Abstieg wird durch das Ansteigen des CO_2-Gehaltes und der damit verbundenen erneuten pH- und Alkaliverschiebung erklärlich.

Bei allen anderen Versuchen wurde nur vor und nach dem Höhenaufenthalt die Bakterizidie geprüft. Das nach dem Abstieg regelmäßig gefundene Absinken der Bakterizidie steht mit dem Obengesagten vollkommen im Einklang. Für ein regelmäßiges Ansteigen der Bakterizidie dagegen unter den gleichen

Umständen wie v.LUDANY und Mitarbeiter es festgestellt haben, fehlt jede Erklärungsmöglichkeit.

Warum es zu den unterschiedlichen Verhalten der Bakterizidie in der nächsten halben Stunde nach dem Abstieg kommt, läßt sich nur hypothetisch behandeln. Das verstärkte Absinken der Bakterizidie bei der Verlaufsform II wird ohne weiteres erklärlich, da es nach OPITZ [69] während dieser Zeit erst zu einem deutlichen Ansteigen des CO_2-Gehaltes kommt. Die deutlichste Verschiebung des pH-Wertes zur sauren Seite fiele also in diese Zeitspanne. Bei der Verlaufsform I findet man diesen Tiefpunkt offensichtlich direkt nach dem Abstieg, sei es auf Grund einer geringen Alkalireserve, durch stärkere Hyperventilation oder durch ein vermehrtes Auftreten an Säuren. Denkbar wäre, daß dieser Tiefstand nun als unspezifischer Reiz eine kompensierende Zelltätigkeit nach sich zieht, in deren Folge es zu einer relativ schnellen, wenn auch vorübergehenden Erholung kommt (vgl. WEICHERT [88] und PFALZ [73]).

5. Zusammenfassung

Es sollten die Veränderungen der Bakterizidie des Kaninchenserums unter dem Einfluß der Höhe festgestellt werden.

In der Unterdruckkammer erfolgte die Belastung der Versuchstiere entsprechend einer Höhe von 4 000, 8 000 und 1o ooo m für eine Zeitspanne von 1/2 bis 2 Stunden.

Die Serumbakterizidie gegenüber Staphylococcen wurde in der Weise geprüft, daß man das Serum eine festgesetzte Zeit auf eine bekannte Keimmenge einwirken ließ. Der Prozeß wurde unterbrochen durch das Gießen von Platten, auf denen dann die überlebenden Keime auswuchsen. Die Zahl der vernichteten Keime, ausgedrückt in Prozent der Einsaatmenge, wurde als Maßstab für die Serumbakterizidie genommen.

Mehrmalige Blutentnahmen im Abstand von je 1/2 Stunde für die Dauer eines Versuchsablaufes erbrachten keine nennenswerten Veränderungen der Bakterizidie. Bei vier Versuchstieren ließ sich zeigen, daß die Bakterizidie bei 1 1/2 bis 2stündigem Höhenaufenthalt nach dem Aufstieg ansteigt, im Mittel um 54 %, danach jedoch wieder absinkt und nach dem Abstieg den Tiefpunkt erreicht. Bei halbstündigem Höhenaufenthalt sank die Bakterizidie gegenüber dem Ausgangswert in allen Fällen - mit einer Ausnahme, bei der die Bakterizidie unverändert blieb - ab, und zwar im Mittel um

26,9 %. Die Wirkung der mit dem Abstieg verbundenen Atemumstellung war insofern uneinheitlich, als Tiere mit starkem Abfall der Serumbakterizidie direkt nach dem Abstieg ein Ansteigen der Serumbakterizidie in der nächsten halben Stunde zeigten, Tiere mit geringem Abfall direkt nach dem Abstieg dagegen ein weiteres verstärktes Absinken der Serumbakterizidie in der nächsten halben Stunde.

Dr. med. Hans BRAUN, Bonn

Abbildungen

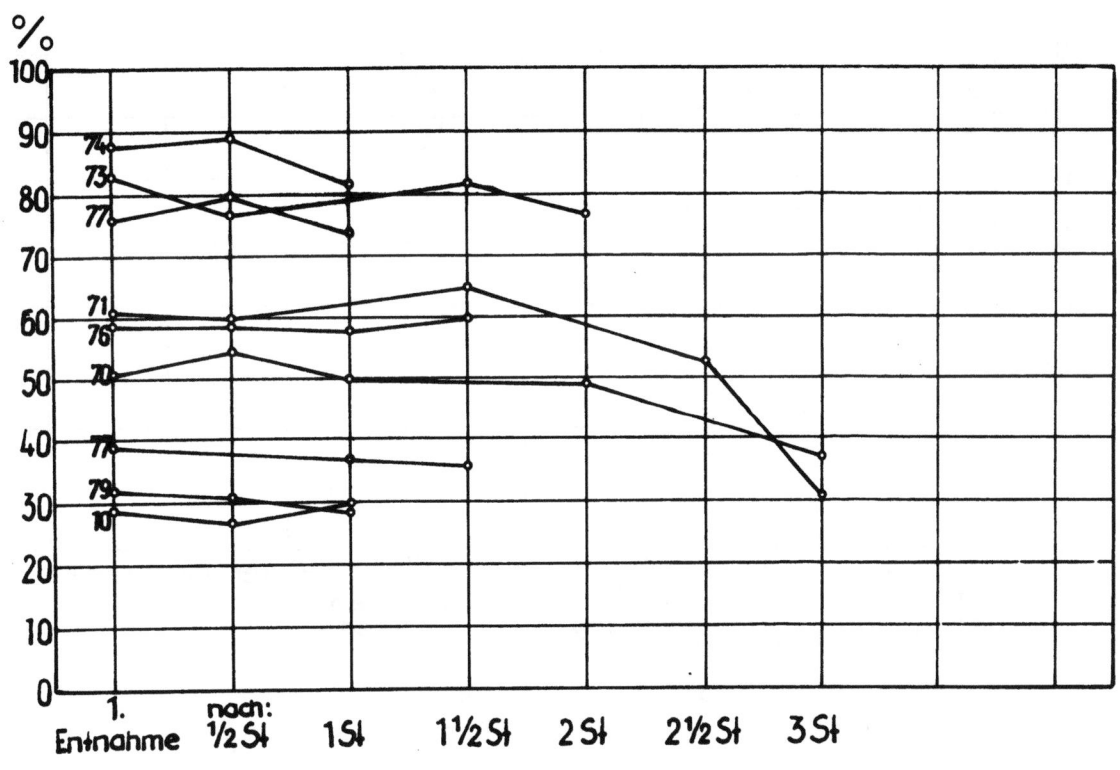

Abbildung 24

Einfluß halbstündlicher Blutentnahmen von ca. 3 cm³
auf die Serumbakterizidie (Kaninchen)

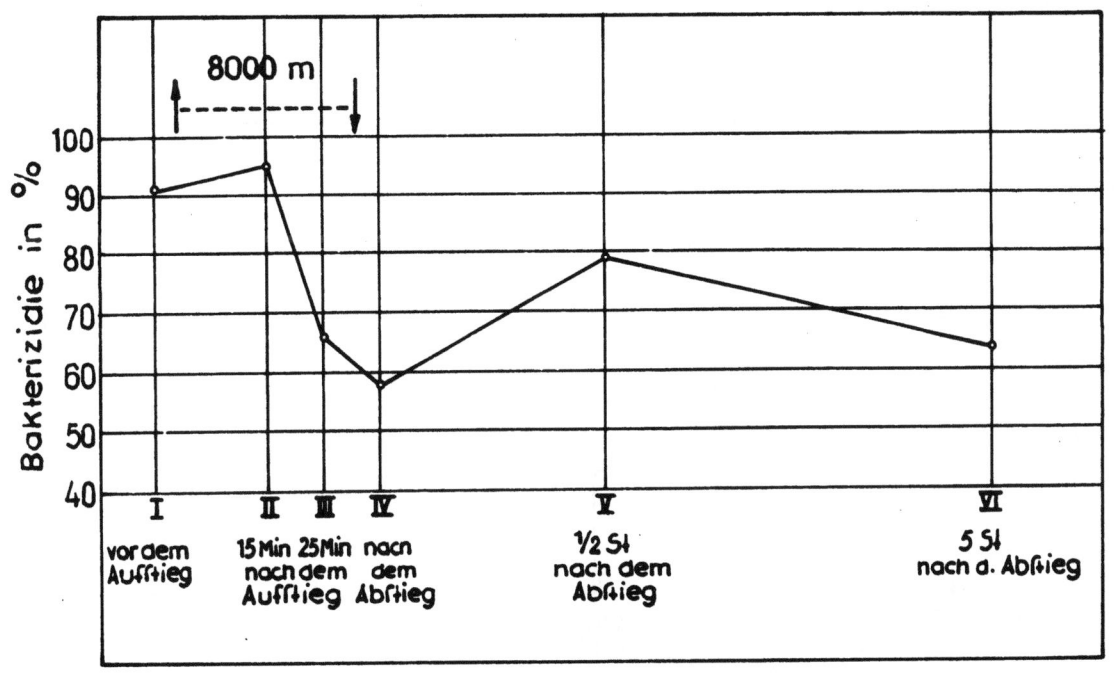

Abbildung 25

Einfluß des 1/2stündigen Höhenaufenthaltes
auf die Serumbakterizidie (Kaninchen)

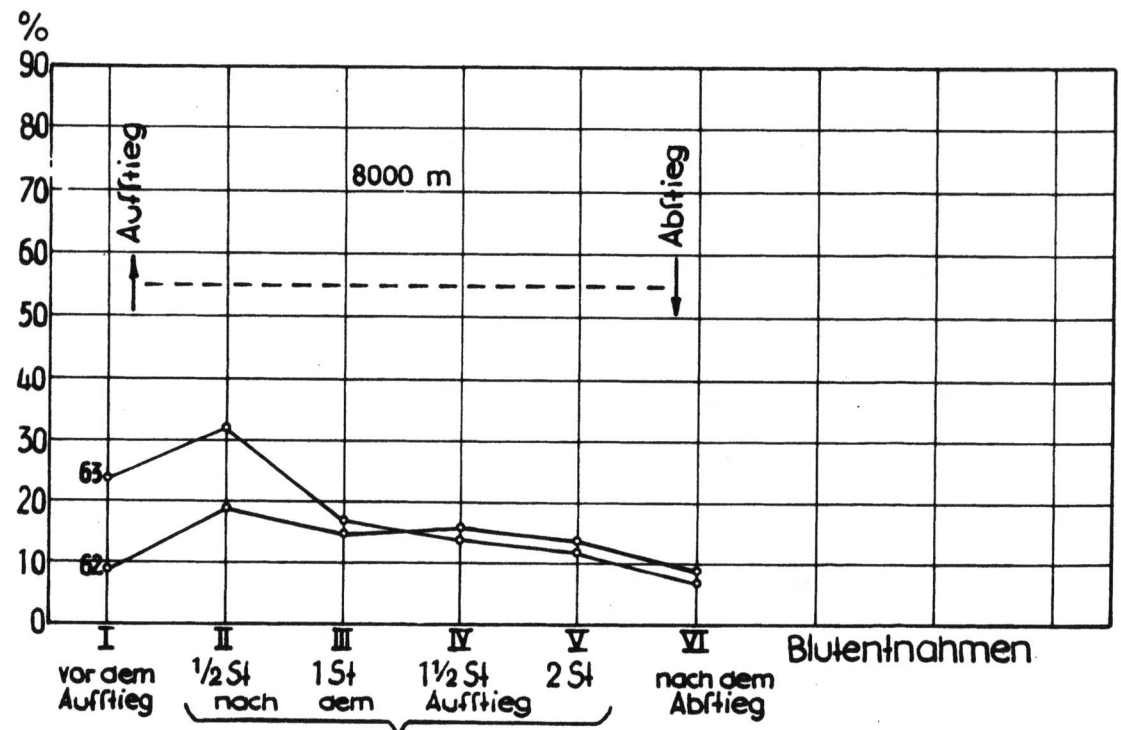

Abbildung 26
Einfluß des 2stündigen Höhenaufenthaltes
auf die Serumbakterizidie (Kaninchen)

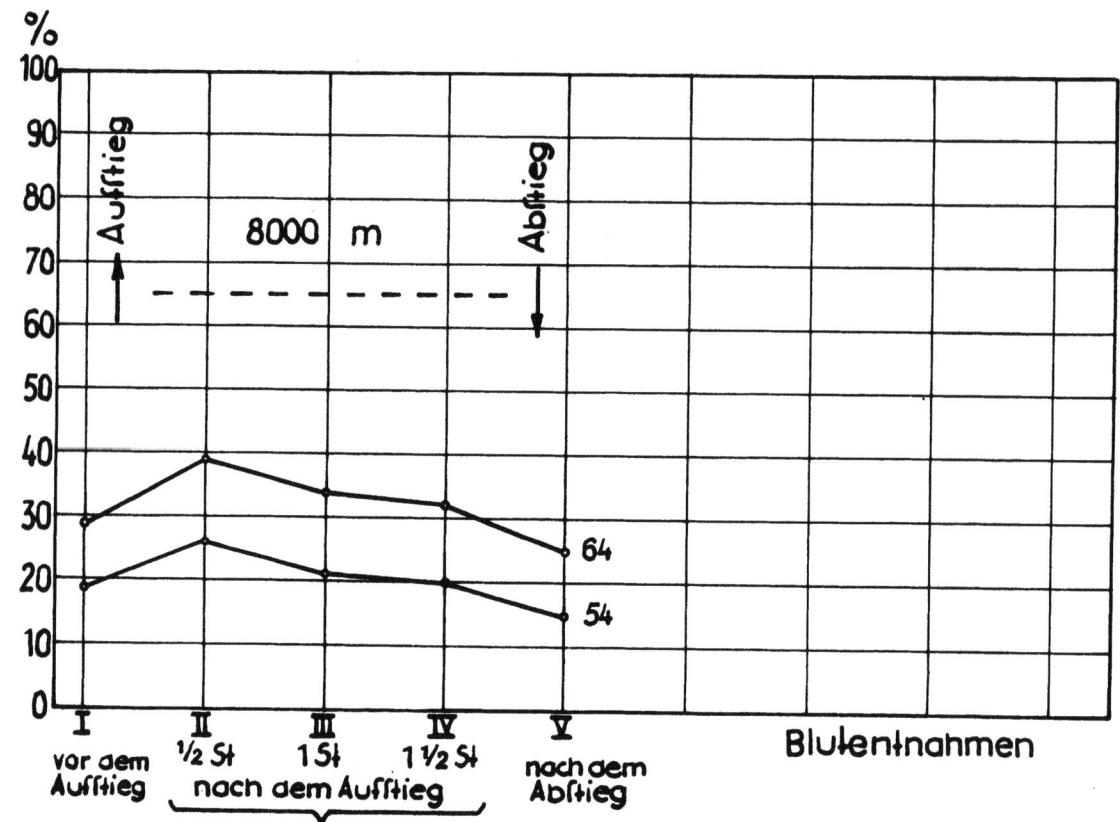

Abbildung 27
Einfluß des 1½stündigen Höhenaufenthaltes
auf die Serumbakterizidie (Kaninchen)

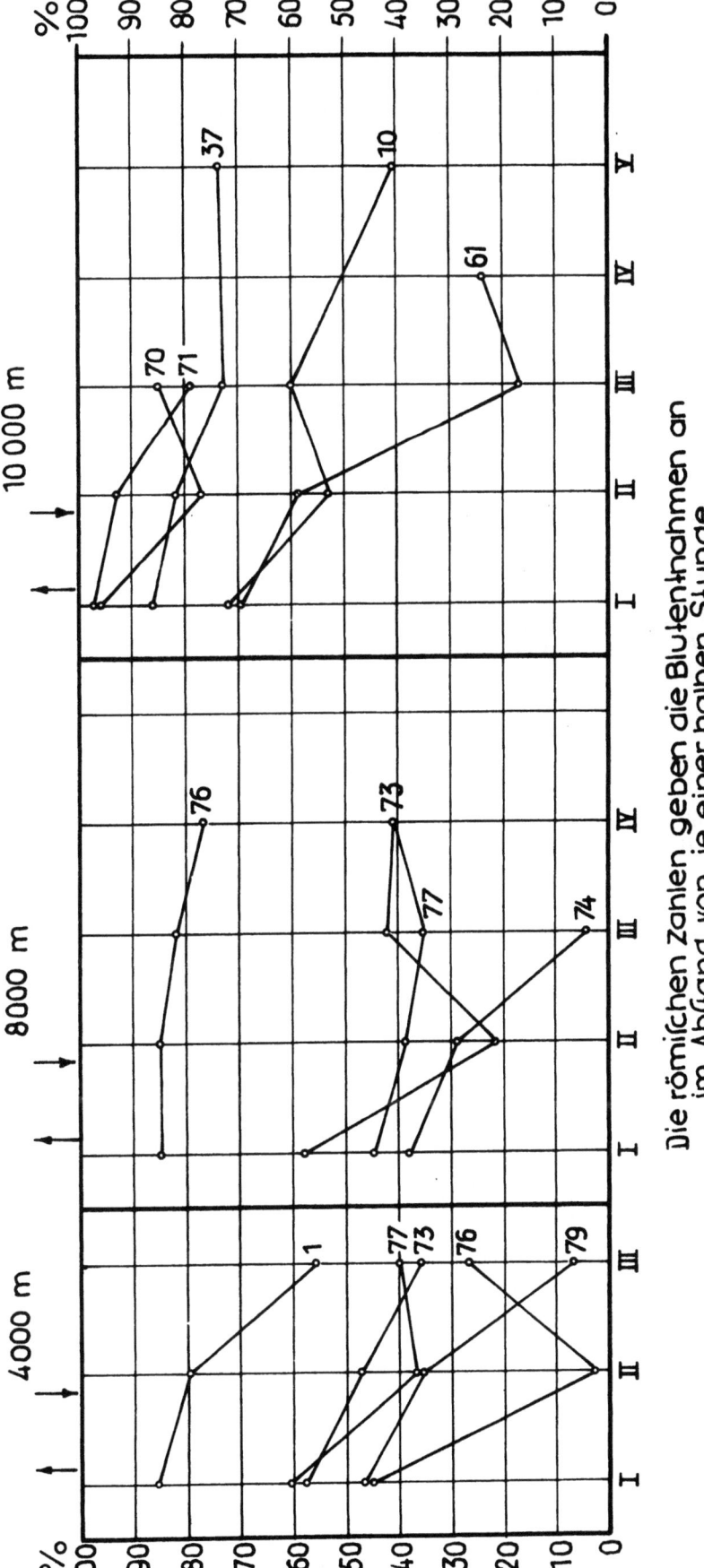

Abbildung 28

Einfluß des 1/2stündigen Höhenaufenthaltes auf die Serumbakterizidie (Kaninchen)

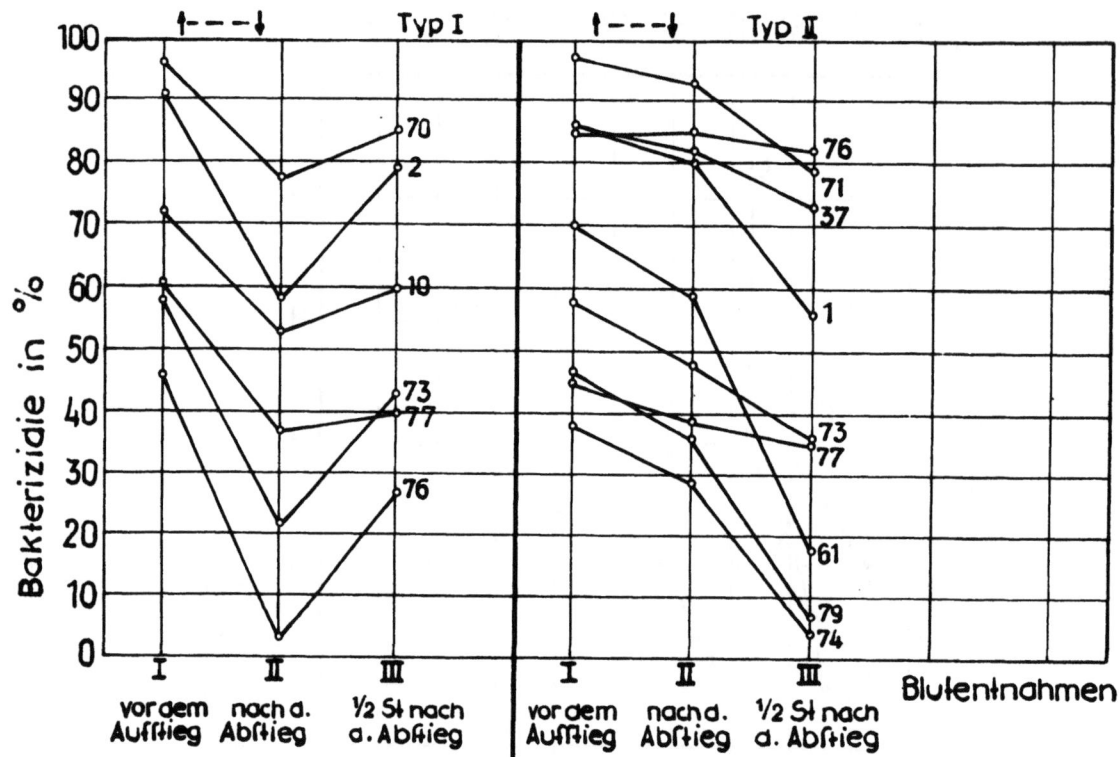

Abbildung 29
Zusammenstellung der Einzelergebnisse
nach verschiedenen Verlaufsformen der Bakterizidiewerte

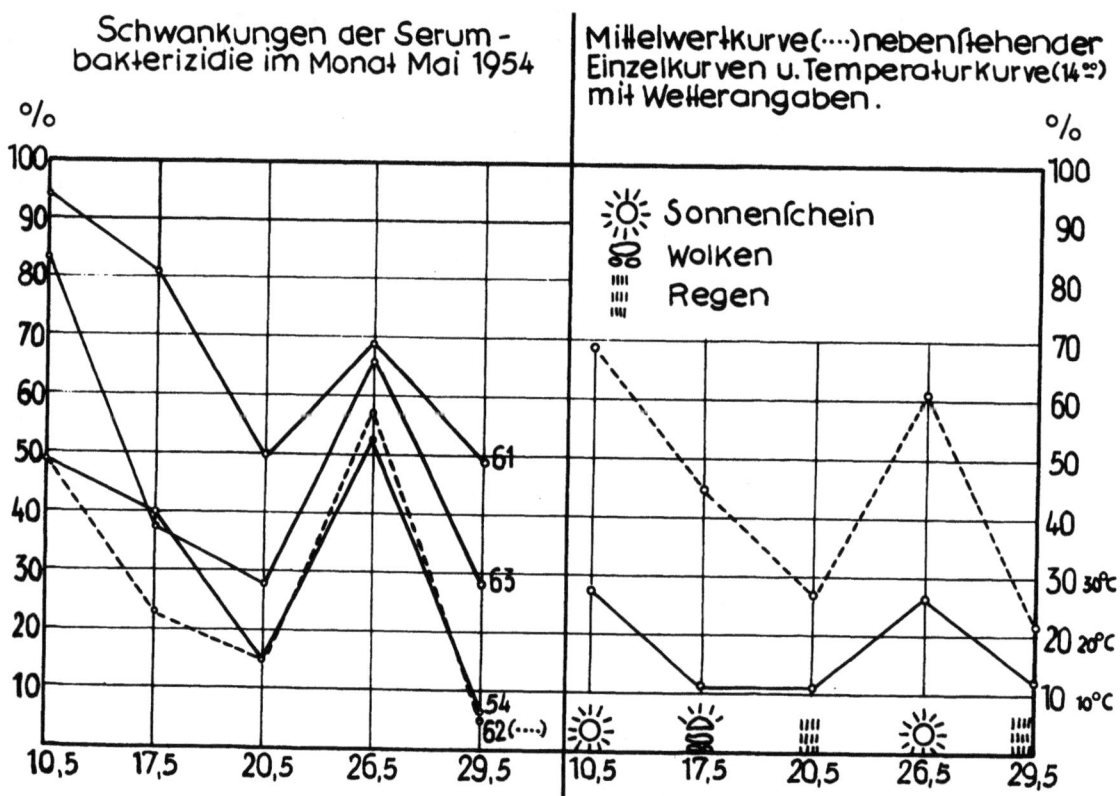

Abbildung 30
Schwankungen der Serumbakterizidie im Verlaufe eines Monats und
unter dem Einfluß des Wetters

Forschungsberichte des Wirtschafts- und Verkehrsministeriums Nordrhein-Westfalen

Schrifttum

[1] BEHRING, E. — Zbl.klin.Med. 38 (1888), S. 681

[2] BELAK, S. und L. GORECZKY — Z.Immun.Forschg. 87 (1935), S. 365

[3] BELAK, S. — Klin.Wschr. 18 (1939) I, S. 472

[4] BELAK, S. und SIEGLER — Z.exp.Med. 75 (1931), S. 443

[5] BELAK, S. — Z.exp.Med. 75 (1931), S. 449

[6] BELAK, S. — Z.Immun.Forschg. 1oo (1942), S. 264

[7] BEYNE, J. und G. BOY — Luftf.Med. 6 (1942), S. 361

[8] BIER, A. — Mün.med.Wschr. 32 (1897)

[9] BIJISMA, N.G. — Zbl.Bakt. 36 (1921), S. 246

[1o] BOEZ, L. — C.r.Soc.Biol. 1o1 (1929), S. 848 und 1o4 (193o), S. 4o (nach SCHMIDT)

[11] BORNEMISZA, G., L. GORECZKY, G. v.LUDANY und J. VAJDA — Z.Immun.Forschg. 1o9 (1952), S. 225

[12] BUCHNER — Zbl. Bakt. 5 (1889), S. 817

[13] BUCHNER — Arch.Hyg. 1o (189o), S. 84

[14] CANTANI — Zbl.Bakt.Abt.I 2o (1896), S. 566

[15] CHRISTENSEN, E. — Ref.Ber.ges.Physiol. 1o1 (1937), S.591

[16] DANIELOPOLU, D. — Dt.med.Wschr. 69 (1943), S. 529

[17] DEDULINE, J.M. — Ref.Ber.ges.Physiol. 1o1 (1937), S.432

[18] DRESEL, E.G. und W. KELLER — Z.Hygiene 97 (1922), S. 151

[19] DRESEL, E.G. und H. FREUND — Arch.exp.Path. 91 (1921), S. 317

[2o] EWALD, K. — Ref.Ber.ges.Physiol. 117 (194o) S.311

[21] FLEMING, A. — Brit.J.exp.Path. 7 (1926), S. 274

[22] v.FODOR, J. und RIGLER — Zbl.Bakt. 21 (1894), S. 134

[23] v.FODOR, J. — Zbl.Bakt. 7 (189o), S. 753

[24] v.FODOR, J. — Zbl. Bakt. 21 (1897), S. 186

[25] FRERICHS — Wien.med.Wschr. 53 (1853), S. 655

[26]	FRIEDEL, S.	Z.Immun.Forschg. 95 (1939), S. 31
[27]	FRITZ, G.	Biochem.Zs. 170 (1926), S. 236
[28]	FRITZ, G.	Ref.Ber.ges.Physiol. 38 (1926), S. 249
[29]	GOHR, H., A. KOCH und G. PETZOLD	Z.exp.Med. 112 (1943), S. 251
[30]	GORECZKY, L., G. v.LUDANY, J. TOTH und J. VAJDA	Z.Immun.Forschg. 109 (1952), S. 118
[31]	GORECZKY, L.	Z.Immun.Forschg. 94 (1938), S. 183
[32]	GORECZKY, L. und L. BERTA	Z.Immun.Forschg. 100 (1941), S. 450
[33]	GORECZKY, L. und G. v.LUDANY	Z.exp.Med. 101 (1937), S. 187
[34]	GORECZKY, L.	Z.Immun.Forschg. 94 (1938), S. 183
[35]	GORECZKY, L. und G. v.LUDANY	Ref.Ber.ges.Physiol. 108 (1939), S. 675
[36]	GORECZKY, L. und G. v.LUDANY	Ref.Ber.ges.Physiol. 108 (1939), S. 675
[37]	GORECZKY, L. und G. v.LUDANY	Z.Immun.Forschg. 102 (1942), S. 226
[38]	GORECZKY, L. und L. BERTA	Z.Immun.Forschg. 100 (1942), S. 450
[39]	GYÖRGY, P.	Ref.Ber.ges.Physiol. 57, S. 261
[40]	HAMBURGER, H.J.	Virchow Archiv 156 (1899), S. 329
[41]	HAMBURGER, H.J.	Virchow Archiv 156 (1899), S. 375
[42]	HENDERSON und W. HAGGARD	Amer.J.Phys. 51 (1920), S. 176
[43]	HESS, W.R.	Klin.Wschr. II (1926), S. 1353
[44]	HOSEMANN, H.	Die Grundlagen der statistischen Methoden für Mediziner und Biologen. Stuttgart 1949, G. Thieme
[45]	HUGHES, W.H.	Brit.J.exp.Path. 17 (1936), S. 335 (nach SCHMIDT)
[46]	HUGHES, W.H.	J.Path.a.Bact. 45 (1937), S. 377 (nach SCHMIDT)
[47]	HÜTTL, T.jr., G. v.LUDANY und J. VAJDA	Z.Immun.Forschg. 108 (1951), S. 193

[48] ILLENYI, A. und G. v.LUDANY   Z.Immun.Forschg. 94 (1938), S. 321

[49] ILLENYI, A. und BORZSAK   Z.Immun.Forschg. 94 (1938), S. 270

[50] JOACHIMOGLU, W.   Arch.exp.Path. 93, S. 269

[51] KOCH, Eb.   Luftf.Med. 2 (1937), S. 185

[52] LEPETIT, G.   Z.Immun.Forschg. 94 (1938), S. 522

[53] LENGGENHAGER, K.   Luftf.Med. 8 (1944), S. 304

[54] LOEWY, A.   Physiologie des Höhenklimas.
                                    Leipzig 1932, J. Springer

[55] v.LUDANY, G., L. BERTA   Z.Immun.Forschg. 1oo (1942), S. 278
     und L. GORECZKY

[56] v.LUDANY, G., G. GYÖRGY,   Luftf.Med. 5 (1941), S. 344
     J. JASZBORENYI und
     K. ZSIRAI

[57] v.LUDANY, G., R. RECZEY und   Z.Immun.Forschg. 1o7 (1950), S. 548
     G. VAJDA

[58] v.LUDANY, G., L. GORECZKY   Z.Immun.Forschg. 1o1 (1942), S. 153
     und L. BERTA

[59] v.LUDANY, G., L. BERTA und   Z.Immun.Forschg. 94 (1938), S. 351
     G. GYÖRGY

[6o] v.LUDANY, G., L. BERTA und   Klin.Wschr. 17 (1952), S. 1293
     G. GYÖRGY

[61] MONACO, Br.   Luftf.Med. 8 (1944), S. 324

[62] MONACO, Br.   Luftf.Med. 4 (194o), S. 268

[63] MONACO, Br.   Luftf.Med. 4 (194o), S. 353

[64] MONACO, Br.   Luftf.Med. 4 (194o), S. 353

[65] MONACO, Br.   Ref.Ber.ges.Physiol. 118 (194o), S.128

[66] MONNIER, M.   Nervenarzt 7 (1934) H 7/8

[66a] D'OLIVEIRA, E. und   Luftf.Med. 4 (194o), S. 67
      Mitarbeiter

[67] OPITZ, E.   Ergebnisse d. Physiol. 44 (1936), S.315

Forschungsberichte des Wirtschafts- und Verkehrsministeriums Nordrhein-Westfalen

[68] OPITZ, E. und O. TILMANN   Luftf.Med. 1 (1937), S. 101

[69] OPITZ, E. und O. TILMANN   Luftf.Med. 2 (1937), S. 94

[70] PETTERSON, A.   Die Serum β-Lysine und die antibakterielle Immunität gegen die davon beeinflußten Mikroben.
Jena 1934, Fischer

[71] PETTERSON, A.   Z.Immun.Forschg. 88 (1936), S. 210

[72] PETTERSON, A.   Z.Immun.Forschg. 40 (1924), S. 43

[73] PFALZ, G.J.   Klin.Wschr. 9 (1930), S. 1343

[74] PFANNENSTIEL, W.   Z.Immun.Forschg. 104 (1943), S. 166

[75] PFANNENSTIEL, W. und EIKHOFF   Zbl.Bakt. 106 (1928), S. 31

[76] PFANNENSTIEL, W.   Med.Klin. 35 (1952), S. 1144

[77] PFANNENSTIEL, W.   Z.Immun.Forschg. 56 (1928), S. 389

[78] PIÉRY und Mitarbeiter   Luftf.Med. 4 (1940), S. 55

[79] REITLER   Wien.klin.Wschr. (1924), S. 269

[80] ROKITANSKY   Med.Jahrb. d. k. u. k. Oest. Staates 26 (1838), S. 417

[81] SAGKY, F., L. CSERESZNYÉS und S. BELAK   Z.exp.Med. 52 (1926), S. 559

[82] SCHMIDT, H.   Fortschritte der Serologie.
(1954) Heft 14 und 15

[83] SEIFFERT, G.   Dtsch.med.Wschr. 38 (1912), S. 305

[84] SZÖKE, A., E. LÖVEI, G. VAJDA und G. v.LUDANY   Wien.klin.Wschr. 66 (1950), S. 793

[85] TAKAHASHI, I.   Ref.Ber.ges.Physiol. 121 (1940), S.417

[86] VILARDO, S.   Ref.Ber.ges.Physiol. 109 (1939), S.315

[87] WARNEKE, B.   Z.Hyg. und Infektionskr. 127 (1948) S. 578

[88] WEICHERT   Dtsch.med.Wschr. 45 (1927), S. 1902

[89]	WEICHERT	Klin.Wschr. <u>36</u> (1929), S. 1661
[90]	WENT, S. und K. LISSAK	Z.Immun.Forschg. <u>99</u> (1941), S. 215
[91]	WENT, S.	Z.Immun.Forschg. <u>1o1</u> (1942), S. 161
[92]	WRIGHT, A.E.	Annales de l'institut Pasteur. <u>37</u> (1923), S. 1o7
[93]	ZÜST, F.	Luftf.Med. <u>4</u> (194o), S. 2o9

Forschungsberichte des Wirtschafts- und Verkehrsministeriums Nordrhein-Westfalen

VII. Über den Einfluß der Höhenwirkung auf das Bluteiweißbild

Von H. HANSTEEN

1. Einleitung

Im Rahmen der Grundlagenforschung der Luftfahrtmedizin erschien es von Interesse, ob sich unter Höheneinwirkung Veränderungen im Bluteiweißbild zeigen. Die Tatsache allein, daß der menschliche und tierische Organismus in der Lage ist, von sich aus kompensatorisch wichtige Lebensfunktionen unter dem Einfluß der Höhe zu regulieren, läßt mit Recht vermuten, daß Sauerstoffmangel und Druckerniedrigung auf mehr Organe bzw. Organsysteme einen Einfluß ausüben, als bisher bekannt ist. Es ist dabei vom klinischen Standpunkt wesentlich zu entscheiden, ob der Einfluß der Höhe schädigend oder gar von Nutzen für den Organismus sein kann. Bei Höhenfliegern haben sich schädigende Einflüsse bisher nicht mit Sicherheit nachweisen lassen. Die Einwirkung mittlerer Höhen bei an Keuchhusten Erkrankten hat gute therapeutische Erfolge gezeigt. Als Ursache dieser Wirkung könnte man vermuten, daß bestimmte Antikörper durch Höhenwirkung aktiviert oder gebildet werden. Solche spezifischen Antikörper finden sich bei Infektionskrankheiten vorwiegend in den Globulinfraktionen des Blutes, wie uns aus zahlreichen klinischen Mitteilungen bekannt ist.

Die Beeinflussung der Serumeiweißzusammensetzung durch Höhenwirkung wurde in früheren Jahren bereits von TOTH mit Hilfe der Elektrodialyse an Ratten, Meerschweinchen, Kaninchen und Menschen untersucht, wobei er bei Ratten unter akuter Luftverdünnung teilweise eine Zunahme als auch teilweise eine Abnahme des Globulins feststellen konnte. Die Verschiebungen der Eiweißfraktionen beim Meerschweinchen und Kaninchen bewegten sich innerhalb normaler Grenzen. Bei Menschen, die dauernd im Hochgebirge leben, waren im allgemeinen die Gesamteiweißwerte erhöht, dagegen lagen die Globulinwerte immer etwas niedriger als bei Tieflandbewohnern. Nach seiner Ansicht ist das Höhenklima nicht imstande, die kolloidale Serumstruktur zu beeinflussen.

Ähnlichen Untersuchungen haben sich auch PETERS, FRÄNKEL-TISSOT und WEBER gewidmet. Ihre Beobachtungsergebnisse waren nicht einheitlich. ISHIKAWA hat bei Unterdruckversuchen mit Kaninchen eine Erhöhung des Serumeiweißgehaltes bei einem Unterdruck, der einer Höhe über 5 000 m entspricht, gesehen. Bei seinen Arbeiten bediente er sich des PULFRICH-schen Eintauchrefraktometers.

ELIAS und TAUBENHAUS haben in ihren Untersuchungen über Bluteinweißkörper im Unterdruck einen Anstieg der Albuminfraktion bei Kaninchen festgestellt.

Es sei bemerkt, daß die genannten Autoren ihre Arbeiten unter verschiedenen Versuchsbedingungen ausführten und sich dabei auch verschiedener Methoden bedienten. Aus diesem Grunde läßt sich vermuten, daß ihre Ergebnisse nicht übereinstimmen können. Durch diese Mitteilungen wurden wir veranlaßt, experimentell die Bluteiweißveränderungen unter den Bedingungen zu ermitteln, denen der Flieger bei Höhenflügen ausgesetzt ist. Wir benutzten zur Fraktionierung des Serums die heute geläufige Methode der Papierelektrophorese und führten unsere Gesamteiweißbestimmungen kolorimetrisch durch.

2. Versuchsanordnung

In einer Vorversuchsreihe wurden zunächst die Normalwerte der Bluteiweißfraktionen und des Gesamteiweißes im Serum bestimmt.

Die Gruppe I (4 Kaninchen) setzten wir dann gemeinsam an 11 aufeinanderfolgenden Tagen täglich je 2 Stunden einem Unterdruck von 462 mm Hg aus, was einer Höhe von 4 000 m entspricht. Die in dieser Arbeit gemachten Druck- und Höhenangaben beziehen sich auf die Internationale Normalatmosphäre (INA). Wir benutzten zu den Versuchen eine Unterdruckkammer, die aus einem liegenden Zylinder von 1,80 m Durchmesser und etwa 5,3 m^3 Rauminhalt besteht. Der "Aufstieg" erfolgte in etwa 2 bis 4 Minuten, der "Abstieg" in etwa 3 bis 10 Minuten. Unter Aufstieg verstehen wir die Zeit vom Beginn der Evakuierung der Kammer bis zum Erreichen des gewünschten Unterdruckes (Gipfel) und entsprechend als Abstieg die Zeit vom Beginn der Zufuhr von Frischluft bis zum Erreichen des normalen Luftdruckes (760 mm Hg). Jeweils nach 60 Minuten wurde die Kammer mit Frischluft durchgewaschen.

Nach Einwirkung des Unterdruckes wurde am Tage des 1., 3., 5., 7., 9. und 11. Aufstieges jedem Tier etwa 2 bis 3 cm^3 Blut aus der Ohrvene unter sterilen Kautelen entnommen und zentrifugiert. Das überstehende Serum wurde abpippetiert und gelangte zur Untersuchung.

Unter den gleichen Bedingungen wurde mit der Gruppe II (3 Kaninchen) verfahren, jedoch erhöhten wir bei diesen Versuchen den Unterdruck auf 266,6 mm Hg (entsprechend einer Höhe von 8 000 m). Dabei hatten wir eine Aufstiegszeit, die zwischen 4 und 8 Minuten lag. Die Reihenfolge der Aufstiege und Serumuntersuchungen war die gleiche wie bei der Gruppe I.

Zur Untersuchung der Gruppe III (4 Kaninchen) im Unterdruck verwandten wir eine kleine Tierkammer, die etwa 45 x 25 x 25 cm groß ist. Die Tiere wurden unter dauernder Zufuhr von Frischluft in etwa 5 bis 6 Minuten in einen Unterdruck gebracht, in dem durch den O_2-Mangel bei jedem Aufstieg ein vollständiger Kollaps eintrat. In diesem höhenkranken Kollapsstadium blieben die Tiere 2 Minuten und wurden dann in etwa 5 bis 7 Minuten wieder auf normalen Luftdruck (760 mm Hg) gebracht. Die Höhenkrankheit trat bei den Kaninchen im Durchschnitt bei einem Unterdruck ein, der einer Höhe zwischen 12 500 und 17 000 m entspricht. Ebenso wie beim Menschen gibt es bei Kaninchen individuelle Unterschiede in der Höhenfestigkeit.

Die Untersuchung von Versuchspersonen erfolgte in entsprechend gleicher Art wie bei der Gruppe I und II, jedoch fand nur jeden zweiten Tag 2 Stunden lang eine Unterdruckbehandlung (462 mm Hg) entsprechend einer Höhe von 4 000 m statt. Die Durchlüftung der Kammer nach 60 Minuten erfolgte ebenso wie bei unserer Tiergruppe. Im Anschluß an jeden Aufenthalt im Unterdruck wurde aus der gestauten Armvene Blut entnommen und das Serum unter den beschriebenen Bedingungen untersucht. Die Aufstiegszeiten lagen zwischen 3 und 5 Minuten, die Abstiegszeiten zwischen 4 und 10 Minuten.

3. Ergebnisse

Um einen Überblick über Änderungen der Bluteiweißfraktionen und des Gesamteiweißes zu gewinnen, errechneten wir den Mittelwert für die Tage vor den Unterdruckversuchen, danach den Mittelwert für die Zeit, an denen die Tiere bzw. Versuchspersonen dem Unterdruck ausgesetzt waren (=11 Tage) und zuletzt die Mittelwerte in der darauf folgenden Woche. In allen unseren Versuchen verglichen wir die errechneten Mittelwerte. Die hier angegebenen Zahlen sind die Differenzen der Mittelwerte und nicht prozentuale Abweichungen derselben. Unsere Gesamteiweißwerte lagen in sämtlichen Versuchsreihen innerhalb der Norm.

Forschungsberichte des Wirtschafts- und Verkehrsministeriums Nordrhein-Westfalen

Bei unserer Gruppe I (4 Tiere, die einem Unterdruck entsprechend einer Höhe von 4 000 m ausgesetzt waren) fanden wir bei einem Tier den Mittelwert für das Albumin unter den beschriebenen Unterdruckbedingungen um 5,82 % gesunken. Bei zwei anderen Tieren der gleichen Gruppe sank der Mittelwert für das Albumin in der Beobachtungszeit, die der Zeit nach der Unterdruckbehandlung folgte, um 7,53 und 8,33 % bei gleichzeitiger Zunahme des Mittelwertes für das γ-Globulin um 6,0 und 3,60 %. Die gleiche Erscheinung des Anstieges des γ-Globulinmittelwertes in diesem Zeitabschnitt zeigte das zuerst erwähnte Tier. Bei diesen drei Tieren sahen wir nach Absetzen der Unterdruckbehandlung einen kontinuierlichen Anstieg der γ-Globulinwerte. Das vierte Tier zeigte bei unseren Untersuchungen keinerlei bemerkenswerte Veränderungen innerhalb der Bluteiweißfraktionen. Die Gesamteiweißwerte aller Tiere schwankten nicht, ebenfalls waren keine wesentlichen Abweichungen der Mittelwerte zu erkennen.

Die Gruppe II (3 Tiere, die einem Unterdruck entsprechend einer Höhe von 8 000 m ausgesetzt waren) zeigte bei zwei Tieren ein Absinken des Mittelwertes des Albumins in der Zeit, in der sie täglich in der beschriebenen Weise im Unterdruck waren, und zwar um 4,61 und 2,56 %. An den darauffolgenden Tagen (behandlungsfreie Zeit) sank dieser Wert noch weiter ab. In gleicher Weise wie bei den erwähnten Tieren der Gruppe I fand sich im Mittelwert der γ-Globulinfraktion in der Zeit nach Absetzen der Unterdruckeinwirkung ein Anstieg. Die Werte des dritten beobachteten Tieres waren ohne Besonderheiten. Auch hier schwankten die Gesamteiweißwerte nicht.

Die Gruppe III (4 Tiere, die täglich 2 Minuten in höhenkrankem Kollapsstadium gehalten wurden) zeigte bei zwei Tieren einen erheblich herabgesetzten Mittelwert der Albuminfraktion in der Zeit, in der die Tiere täglich höhenkrank gemacht wurden. Die Abnahme der beschriebenen Mittelwerte war 15,0 und 5,53 %. Der gleiche Mittelwert bei einem anderen Tier war um 4,10 % angestiegen, während er sich bei einem vierten Tier innerhalb normaler Grenzen hielt. - Es scheint in dieser Gruppe bei zwei Tieren die Tendenz zur Albuminabnahme und zum γ-Globulinanstieg zu bestehen. Dieser Anstieg ist bemerkenswert steil zu Beginn unserer Höheneinwirkung. Bei einem Tier steigt unter Unterdruckbehandlung das γ-Globulin in seiner Fraktion langsam und kontinuierlich an, um nach Absetzen wieder abzufallen und danach erneut anzusteigen. Die Schwankungen bei den übrigen Bluteiweißfraktionen und beim Gesamteiweiß waren unwesentlich.

Die Ergebnisse der Gruppe I veranlaßten uns, unter ähnlichen Bedingungen wie beschrieben, drei Versuchspersonen zu untersuchen. Sie wurden im Gegensatz zu unserer Tiergruppe jedoch nur jeden 2. Tag dem Unterdruck (entsprechend einer Höhe von 4 000 m) ausgesetzt. Bei einer Versuchsperson fand sich in den Tagen, die der Unterdruckbehandlung folgten, ein Anstieg des β-Globulins, der dem bei der Gruppe I erwähnten entsprechen könnte. In den Bluteiweißfraktionen und im Gesamteiweiß fanden sich keine nennenswerten Schwankungen, auch keine Abweichungen der Mittelwerte.

4. Besprechung der Ergebnisse

Unter dem Einfluß der Höhe muß man annehmen, daß durch O_2-Mangel und Erniedrigung des Druckes das Wasser des Blutes aus der Blutbahn austritt und dadurch eine Bluteindickung eintritt. Der stärker osmo-aktive Albuminanteil nimmt ab, während der weniger osmo-aktive Globulinanteil zunimmt, was einer Verschiebung der Eiweißkörper nach der grobdispersen Phase entsprechen würde. Streng genommen dürften solche Verschiebungen, wie auch die Hydrämie vom klinischen Standpunkt betrachtet nicht den Dysproteinämien zugeordnet werden, um diesen Begriff den rein pathologischen Verlaufsformen vorzubehalten. Um der Verdünnung oder Eindickung des Blutes experimentell nachzugehen, genügt die Bestimmung des Hämoglobins und der Erythrocytenzahl. Solche Untersuchungen sind in der Luftfahrtmedizin mehrfach durchgeführt worden. Wir wissen aus den Untersuchungen von MARCZEWSKI, daß sich die Blutsenkungsgeschwindigkeit unter Höheneinwirkung wenig ändert, daß jedoch die dem Aufenthalt der Versuchstiere bei erniedrigtem Luftdruck folgende Zeit durch Erhöhung der Absetzgeschwindigkeit gekennzeichnet ist, die je nach Maßgabe der Verminderung der roten Blutkörperchen erfolgt. Voran geht dabei eine Höhenpolyglobulie.

GROSSE-BROCKHOFF weist bezüglich der Blutsenkungsgeschwindigkeit darauf hin, daß ihre Beschleunigung bei Erhöhung des Fibrinogen- oder Globulingehaltes des Blutes auf einer verstärkten Aggregation der Erythrocyten beruht. Er nimmt allerdings an, daß sowohl quantitative als auch qualitative Änderungen der Bluteiweißkörper dabei eine Rolle spielen. Es ist anzunehmen, daß jede Zunahme von α, β und γ-Globulinen senkungsbeschleunigend wirkt. Bemerkt sei, daß das Fibrinogen stärker senkungsbeschleunigend wirkt als die Globuline. Hierbei sei an die Hepatopathien erinnert, die klinisch oft eine erhöhte Blutsenkungsgeschwindigkeit vermissen lassen, offensichtlich durch ein Absinken des Fibrinogens. Eine genaue Parallelität zwischen dem Ausfall der Senkungsreaktionen und dem absoluten Fibrinogen- und Globulingehalt des Blutes besteht sicher nicht, die Senkungsreaktion steigt im allgemeinen schneller an, als der Erhöhung der grobdispersen Plasmaeiweiße entspricht.

Wenn wir die erwähnten Untersuchungen MARCZEWSKIs mit unseren Bluteiweißuntersuchungen vergleichen, so besteht eine gewisse Übereinstimmung der Ergebnisse, denn gerade das Verhalten der γ-Globulinfraktion in der Zeit nach der Höheneinwirkung (behandlungsfreie Zeit) scheint charakteristisch zu sein und ein kontinuierlicher Anstieg derselben würde mit der von ihm beschriebenen Erhöhung der Blutsenkungsgeschwindigkeit einhergehen.

Unsere Untersuchungen an höhenkranken Kaninchen, bei denen künstlich durch Sauerstoffmangel und Druckerniedrigung kurzfristig ein Kollapszustand hergestellt wurde, scheinen mit den bisher klinisch experimentellen Untersuchungen über Bluteiweißveränderungen bei schock- und kollapsartigen Zuständen insofern übereinzustimmen, als sich hypalbuminämische Tendenzen zeigen.

Es muß an dieser Stelle besonders betont werden, daß die in der Einleitung angeführten Autoren fast alle die Versuchstiere über längere Zeit hinweg im Unterdruck ließen, wodurch sich wahrscheinlich stärkere Abweichungen zeigen konnten, als in unseren Versuchsreihen.

Welche Folgen die Höheneinwirkung bezüglich des Bluteiweißgeschehens auf den Organismus ausübt, scheint eindeutig zu sein. Fast immer liegt eine Abnahme der Albumine und eine Zunahme der Globuline vor, soweit die Unterdruckwirkung auch zeitlich genügt, um eine bestimmte Reizschwelle zu erreichen. Wahrscheinlich ist, daß diese Schwellenwerte bei den einzelnen Individuen verschieden sind.

Wir wissen aus der amerikanischen Literatur von HINK und JOHNSEN, daß die spezifischen Antikörper gegen H.Pertussis vordringlich im γ-Globulin zu suchen sind. Bei den γ-Globulinen liegen offenbar verschiedene Körper vor, indem die Vermehrung vor allem auch die mit gleicher Geschwindigkeit wandernden Antikörper betrifft, wie dies an entsprechenden klinischen Beispielen sowie an hyperimmunisierten Pferden nachgewiesen werden kann (WUHRMANN und WUNDERLY). Es wäre daher möglich, daß auch bei der Klimakammertherapie ein ähnlicher Wirkungsmechanismus vorliegt und durch die Behandlung ein Anstieg des γ-Globulins mit gleichzeitigem Anstieg des Antikörpertiters einhergeht. Man könnte hierzu einwenden, daß in unseren Versuchen am Menschen sich nur einmal ein derartiger Effekt zeigt, jedoch muß man berücksichtigen, daß es sich hier um gesunde Versuchspersonen handelt und die Wirkung eventuell bei einem infizierten Organismus größer ist. Eine Erklärung dieser Frage müßte die Untersuchung von Infizierten unter Höhenbedingungen ergeben. Ein schädigender Einfluß auf die Serumeiweißstruktur unter dem Einfluß der Höhe ist sicher nicht zu erwarten. Hierüber ist auch aus der Literatur nichts bekannt.

Die Ursache von Bluteiweißveränderungen unter Höheneinfluß ist sicher der Sauerstoffmangel, der auf die Dispersionsverschiebungen der Bluteiweißkörper einen Einfluß ausübt. Daß hierbei sowohl zentralnervöse Regulationsmechanismen und die künstliche Hypoxämie der Bildungsstätten von Bluteiweißkörpern wie Leber, Knochenmark und Reticuloendothelialsystem eine Rolle spielen, ist mit Sicherheit anzunehmen.

Wenn wir in unseren Versuchsreihen bei einigen Tieren keinerlei Beeinflussung fanden, so liegt es wahrscheinlich daran, daß bei ihnen die individuelle Reizschwelle nicht erreicht wurde.

5. Zusammenfassung

Es wird über Bluteiweißuntersuchungen an Kaninchen und Menschen, die der Unterdruckwirkung ausgesetzt waren, berichtet.

Wir gingen von der Frage aus, ob sich unter dem Einfluß der Höhe Änderungen im Bluteiweißbild ergeben und welcher Art sie sind, zumal in der Literatur über Beobachtungen referiert wird, die sich widersprechen.

Um einen Überblick zu gewinnen, verglichen wir die Normalmittelwerte der Serumeiweißfraktionen mit den in der Zeit der Unterdruckbehandlung errechneten Mittelwerten. Die in der darauffolgenden Zeit errechneten Mittelwerte wurden ebenfalls in unsere Vergleiche einbezogen.

Wir können aus unseren Ergebnissen entnehmen, daß unter der Einwirkung der Höhe ganz allgemein nur geringe Veränderungen im Bluteiweißbild zu verzeichnen sind. Diese treten vor allem in der Albuminfraktion und der γ-Globulinfraktion hervor. Ferner scheinen bei größeren Höhen auch die Abweichungen größer zu sein, was den Angaben in der Literatur entspricht.

Bei Einwirkung geringerer Höhe (4 000 m), die noch in der "natürlichen Lebenszone" liegt, scheint nach mehrfacher Unterdruckbehandlung in der folgenden behandlungsfreien Zeit ein kontinuierlicher Anstieg des γ-Globulins zu erfolgen, was sich bei den Versuchstieren deutlich zeigt, bei unseren Versuchspersonen nur in einem Falle. Es ist möglich, daß beim Menschen eine Infektion Voraussetzung für diesen Effekt nach der Unterdruckbehandlung ist. Man könnte zwar einwenden, daß eine Großzahl von Infekten ohnehin mit einem γ-Globulinanstieg einhergeht, jedoch erhebt sich die Frage, ob nicht durch Unterdruckeinwirkung das γ-Globulin mehr bzw. schneller ansteigt, als es dem Verlauf des Krankheitsbildes entspricht.

Der Gesamteiweißanteil blieb unter den beschriebenen Bedingungen bei allen unseren Versuchsreihen fast unverändert. Die vorhandenen Schwankungen sind als physiologisch zu werten. Die übrigen Bluteiweißfraktionen zeigten außer dem Albumin und γ-Globulin unter der Unterdruckeinwirkung leichte Schwankungen, die ebenfalls als in der Norm liegend zu bezeichnen sind.

Dr. med. Harald HANSTEEN, Bonn

Schrifttum

[1] ANTWEILER, H.J. — Die quantitative Elektrophorese in der Medizin. Berlin 1952, Springer

[2] ARMSTRONG, BUDKA und MORRISON — Amer.Chem.Soc. 69 (1947), S. 416

[3] CASPERS, K.H. — Elektrophoretische Untersuchungen über den Einfluß des adrenocorticotropen Hormons des HVL auf das Serumeiweißbild des Kaninchens. Diss.Bonn 1953

[4] ELIAS, H. und M. TAUBENHAUS — Zur Lehre des Stoffwechsels im Unterdruck. I.Mitt.Zeitschr.f.d.ges.exp.Med. 69 (1930), S. 529

[5] ELIAS, H., A. LÖFFLER und M. TAUBENHAUS — Zur Lehre des Stoffwechsels im Unterdruck. II.Mitt.Zeitschr.f.d.ges.exp.Med. 73 (1930), S. 755

[6] ELIAS, H. und M. TAUBENHAUS — Zur Lehre des Stoffwechsels im Unterdruck. III.Mitt.Zeitschr.f.d.ges.exp. Med. 74 (1930), S. 69

[7] EMMERICH, R. — Das Bluteiweißbild. Vorträge aus der praktischen Medizin, H. 30. Stuttgart 1952, Enke

[8] FRÄNKEL-TISSOT — Münch.Med.Wschr. 68 (1921), S. 1616 (zit. n. TOTH)

[9] GROSSE-BROCKHOFF — Einführung in die pathologische Physiologie. Berlin 1950, Springer

[10] HINK, H.J. und F.F. JOHNSEN — Über das Vorkommen von Antikörpern gegen H.pertussis in den Plasmafraktionen des Menschen. J.of Immun. 64 (1950), S. 39

[11] ISHIKAWA, T.   Über die Veränderungen des Bluteiweißes und dessen kolloidosmotischen Druck beim Sauerstoffmangel im acidotischen und alkalotischen Zustand. Tohoku, J. exp.Med. 36 (1939), S. 443

[12] ISHIKAWA, T.   Über die Veränderungen des Bluteiweißes und dessen kolloidosmotischen Druck bei rasch aufeinanderfolgender Luftdruckverminderung und -wiederherstellung. Tohoku, J.exp.Med. 36 (1939), S. 561

[13] MARCZEWSKI, St.   Die Senkungsgeschwindigkeit der roten Blutkörperchen und deren osmotischer Widerstand bei niederem Luftdruck ausgesetzten Tieren.
Polski Przegl.Med.lotn 7 (1938), S. 43

[14] PETERS   Zeitschr.f.physik. und diät.Therapie 25 (1921) H. 12, S. 548.(z.n. TOTH)

[15] RITTMANN, R.   Beiträge zur Kenntnis der chemischen Änderungen des Blutes bei der Asphycie. Ztschr.f.d.ges.exp.Med. 56 (1925), S. 262

[16] TOTH, A.   Serumuntersuchungen im Hochgebirge mittels der Elektrodialyse. Biochem.Zeitschrift 2o1 (1928), S. 413

[17] WALDSCHMIDT-LEITZ   Chemie der Eiweißkörper. Stuttgart 195o, Enke

[18] WEBER   Zeitschr.f.Biologie 7o (192o), S. 94 (z. n. TOTH)

[19] WUHRMANN, F. und Ch. WUNDERLY   Die Bluteiweißkörper des Menschen. Basel 1947, Benno Schwabe Verlag

FORSCHUNGSBERICHTE
DES WIRTSCHAFTS- UND VERKEHRSMINISTERIUMS
NORDRHEIN-WESTFALEN

Herausgegeben von Staatssekretär Prof. Leo Brandt

HEFT 1
Prof. Dr.-Ing. E. Flegler, Aachen
Untersuchungen oxydischer Ferromagnet-Werkstoffe
1952, 20 Seiten, DM 6,75

HEFT 2
Prof. Dr. W. Fuchs, Aachen
Untersuchungen über absatzfreie Teeröle
1952, 32 Seiten, 5 Abb., 6 Tabellen, DM 10,—

HEFT 3
Techn.-Wissenschaftl. Büro für die Bastfaserindustrie, Bielefeld
Untersuchungsarbeiten zur Verbesserung des Leinenwebstuhls
1952, 44 Seiten, 7 Abb., 3 Tabellen, DM 12,50

HEFT 4
Prof. Dr. E. A. Müller und Dipl.-Ing. H. Spitzer, Dortmund
Untersuchungen über die Hitzebelastung in Hüttenbetrieben
1952, 28 Seiten, 5 Abb., 1 Tabelle, DM 9,—

HEFT 5
Dipl.-Ing. W. Fister, Aachen
Prüfstand der Turbinenuntersuchungen
1952, 40 Seiten, 30 Abb., 3 Schaltbilder, DM 1,—

HEFT 6
Prof. Dr. W. Fuchs, Aachen
Untersuchungen über die Zusammensetzung und Verwendbarkeit von Schwelteerfraktionen
1952, 36 Seiten, DM 10,50

HEFT 7
Prof. Dr. W. Fuchs, Aachen
Untersuchungen über emsländisches Petrolatum
1952, 36 Seiten, 1 Abb., 17 Tabellen, DM 10,50

HEFT 8
M. E. Meffert und H. Stratmann, Essen
Algen-Großkulturen im Sommer 1951
1953, 52 Seiten, 4 Abb., 20 Tabellen, DM 9,75

HEFT 9
Techn.-Wissenschaftl. Büro für die Bastfaserindustrie, Bielefeld
Untersuchungen über die zweckmäßige Wicklungsart von Leinengarnkreuzspulen unter Berücksichtigung der Anwendung hoher Geschwindigkeiten des Garnes
Vorversuche für Zetteln und Schären von Leinengarnen auf Hochleistungsmaschinen
1952, 48 Seiten, 7 Abb., 7 Tabellen, DM 9,25

HEFT 10
Prof. Dr. W. Vogel, Köln
„Das Streifenpaar" als neues System zur mechanischen Vergrößerung kleiner Verschiebungen und seine technischen Anwendungsmöglichkeiten
1953, 20 Seiten, 6 Abb., DM 4,50

HEFT 11
Laboratorium für Werkzeugmaschinen und Betriebslehre, Technische Hochschule Aachen
1. Untersuchungen über Metallbearbeitung im Fräsvorgang mit Hartmetallwerkzeugen und negativem Spanwinkel
2. Weiterentwicklung des Schleifverfahrens für die Herstellung von Präzisionswerkstücken unter Vermeidung hoher Temperaturen
3. Untersuchung von Oberflächenveredlungsverfahren zur Steigerung der Belastbarkeit hochbeanspruchter Bauteile
1953, 80 Seiten, 61 Abb., DM 15,75

HEFT 12
Elektrowärme-Institut, Langenberg (Rhld.)
Induktive Erwärmung mit Netzfrequenz
1952, 22 Seiten, 6 Abb., DM 5,20

HEFT 13
Techn.-Wissenschaftl. Büro für die Bastfaserindustrie, Bielefeld
Das Naßspinnen von Bastfasergarnen mit chemischen Zusätzen zum Spinnbad
1953, 52 Seiten, 4 Abb., 19 Tabellen, DM 10,—

HEFT 14
Forschungsstelle für Acetylen, Dortmund
Untersuchungen über Aceton als Lösungsmittel für Acetylen
1952, 64 Seiten, 10 Abb., 26 Tabellen, DM 12,25

HEFT 15
Wäschereiforschung Krefeld
Trocknen von Wäschestoffen
1953, 48 Seiten, 14 Abb., 2 Tabellen, DM 9,—

HEFT 16
Max-Planck-Institut für Kohlenforschung, Mülheim a. d. Ruhr
Arbeiten des MPI für Kohlenforschung
1953, 104 Seiten, 9 Abb., DM 17,80

HEFT 17
Ingenieurbüro Herbert Stein, M.-Gladbach
Untersuchung der Verzugsvorgänge in den Streckwerken verschiedener Spinnereimaschinen. 1. Bericht: Vergleichende Prüfung mit verschiedenen Dickenmeßgeräten
1952, 36 Seiten, 15 Abb., DM 8,—

HEFT 18
Wäschereiforschung Krefeld
Grundlagen zur Erfassung der chemischen Schädigung beim Waschen
1953, 68 Seiten, 15 Abb., 15 Tabellen, DM 12,75

HEFT 19
Techn.-Wissenschaftl. Büro für die Bastfaserindustrie, Bielefeld
Die Auswirkung des Schlichtens von Leinengarnketten auf den Verarbeitungswirkungsgrad, sowie die Festigkeit und Dehnungsverhältnisse der Garne und Gewebe
1953, 48 Seiten, 1 Abb., 9 Tabellen, DM 9,—

HEFT 20
Techn.-Wissenschaftl. Büro für die Bastfaserindustrie, Bielefeld
Trocknung von Leinengarnen I
Vorgang und Einwirkung auf die Garnqualität
1953, 62 Seiten, 18 Abb., 5 Tabellen, DM 12,—

HEFT 21
Techn.-Wissenschaftl. Büro für die Bastfaserindustrie, Bielefeld
Trocknung von Leinengarnen II
Spulenanordnung und Luftführung beim Trocknen von Kreuzspulen
1953, 66 Seiten, 22 Abb., 9 Tabellen, DM 13,—

HEFT 22
Techn.-Wissenschaftl. Büro für die Bastfaserindustrie, Bielefeld
Die Reparaturanfälligkeit von Webstühlen
1953, 28 Seiten, 7 Abb., 5 Tabellen, DM 5,80

HEFT 23
Institut für Starkstromtechnik, Aachen
Rechnerische und experimentelle Untersuchungen zur Kenntnis der Metadyne als Umformer von konstanter Spannung auf konstanten Strom
1953, 52 Seiten, 20 Abb., 4 Tafeln, DM 9,75

HEFT 24
Institut für Starkstromtechnik, Aachen
Vergleich verschiedener Generator-Metadyne-Schaltungen in bezug auf statisches Verhalten
1952, 44 Seiten, 23 Abb., DM 8,50

HEFT 25
Gesellschaft für Kohlentechnik mbH., Dortmund-Eving
Struktur der Steinkohlen und Steinkohlen-Kokse
1953, 58 Seiten, DM 11,—

HEFT 26
Techn.-Wissenschaftl. Büro für die Bastfaserindustrie, Bielefeld
Vergleichende Untersuchungen zweier neuzeitlicher Ungleichmäßigkeitsprüfer für Bänder und Garne hinsichtlich ihrer Eignung für die Bastfaserspinnerei
1953, 64 Seiten, 30 Abb., DM 12,50

HEFT 27
Prof. Dr. E. Schratz, Münster
Untersuchungen zur Rentabilität des Arzneipflanzenanbaues Römische Kamille, Anthemis nobilis L.
1953, 16 Seiten, 1 Tabelle, DM 3,60

HEFT 28
Prof. Dr. E. Schratz, Münster
Calendula officinalis L. Studien zur Ernährung, Blütenfüllung und Rentabilität der Drogengewinnung
1953, 24 Seiten, 2 Abb., 3 Tabellen, DM 5,20

HEFT 29
Techn.-Wissenschaftl. Büro für die Bastfaserindustrie, Bielefeld
Die Ausnützung der Leinengarne in Geweben
1953, 100 Seiten, 14 Abb., 10 Tabellen, DM 17,80

HEFT 30
Gesellschaft für Kohlentechnik mbH., Dortmund-Eving
Kombinierte Entaschung und Verschwelung von Steinkohle; Aufarbeitung von Steinkohlenschlämmen zu verkokbarer oder verschwelbarer Kohle
1953, 56 Seiten, 16 Abb., 10 Tabellen, DM 10,50

HEFT 31
Dipl.-Ing. A. Stormanns, Essen
Messung des Leistungsbedarfs von Doppelsteg-Kettenförderern
1954, 54 Seiten, 18 Abb., 3 Anlagen, DM 11,—

HEFT 32
Techn.-Wissenschaftl. Büro für die Bastfaserindustrie, Bielefeld
Der Einfluß der Natriumchloridbleiche auf Qualität und Verwebbarkeit von Leinengarnen und die Eigenschaften der Leinengewebe unter besonderer Berücksichtigung des Einsatzes von Schützen- und Spulenwechselautomaten in der Leinenweberei
1953, 64 Seiten, 2 Abb., 12 Tabellen, DM 11,50

HEFT 33
Kohlenstoffbiologische Forschungsstation e. V.
Eine Methode zur Bestimmung von Schwefeldioxyd und Schwefelwasserstoff in Rauchgasen und in der Atmosphäre
1953, 32 Seiten, 8 Abb., 3 Tabellen, DM 6,50

HEFT 34
Textilforschungsanstalt Krefeld
Quellungs- und Entquellungsvorgänge bei Faserstoffen
1953, 52 Seiten, 13 Abb., 13 Tabellen, DM 9,80

WESTDEUTSCHER VERLAG · KÖLN UND OPLADEN

HEFT 35
Professor Dr. W. Kast, Krefeld
Feinstrukturuntersuchungen an künstlichen Zellulosefasern verschiedener Herstellungsverfahren. Teil I: Der Orientierungszustand
1953, 74 Seiten, 30 Abb., 7 Tabellen, DM 13,80

HEFT 36
Forschungsinstitut der feuerfesten Industrie, Bonn
Untersuchungen über die Trocknung von Rohton
Untersuchungen über die chemische Reinigung von Silika- und Schamotte-Rohstoffen mit chlorhaltigen Gasen
1953, 60 Seiten, 5 Abb., 5 Tabellen, DM 11,—

HEFT 37
Forschungsinstitut der feuerfesten Industrie, Bonn
Untersuchungen über den Einfluß der Probenvorbereitung auf die Kaltdruckfestigkeit feuerfester Steine
1953, 40 Seiten, 2 Abb., 5 Tabellen, DM 7,80

HEFT 38
Forschungsstelle für Acetylen, Dortmund
Untersuchungen über die Trocknung von Acetylen zur Herstellung von Dissousgas
1953, 36 Seiten, 11 Abb., 3 Tabellen, DM 6,80

HEFT 39
Forschungsgesellschaft Blechverarbeitung e. V., Düsseldorf
Untersuchungen an prägegemusterten und vorgelochten Blechen
1953, 46 Seiten, 34 Abb., DM 9,50

HEFT 40
Landesgeologe Dr.-Ing. W. Wolff, Amt für Bodenforschung, Krefeld
Untersuchungen über die Anwendbarkeit geophysikalischer Verfahren zur Untersuchung von Spateisengängen im Siegerland
1953, 46 Seiten, 8 Abb., DM 8,80

HEFT 41
Techn.-Wissenschaftl. Büro für die Bastfaserindustrie, Bielefeld
Untersuchungsarbeiten zur Verbesserung des Leinenwebstuhles II
1953, 40 Seiten, 4 Abb., 5 Tabellen, DM 7,80

HEFT 42
Professor Dr. B. Helferich, Bonn
Untersuchungen über Wirkstoffe — Fermente — in der Kartoffel und die Möglichkeit ihrer Verwendung
1953, 58 Seiten, 9 Abb., DM 11,—

HEFT 43
Forschungsgesellschaft Blechverarbeitung e. V., Düsseldorf
Forschungsergebnisse über das Beizen von Blechen
1953, 48 Seiten, 38 Abb., 2 Tabellen, DM 11,30

HEFT 44
Arbeitsgemeinschaft für praktische Dehnungsmessung, Düsseldorf
Eigenschaften und Anwendungen von Dehnungsmeßstreifen
1953, 68 Seiten, 43 Abb., 2 Tabellen, DM 13,70

HEFT 45
Losenhausenwerk Düsseldorfer Maschinenbau AG., Düsseldorf
Untersuchungen von störenden Einflüssen auf die Lastgrenzenanzeige von Dauerschwingprüfmaschinen
1953, 36 Seiten, 11 Abb., 3 Tabellen, DM 7,25

HEFT 46
Prof. Dr. W. Fuchs, Aachen
Untersuchungen über die Aufbereitung von Wasser für die Dampferzeugung in Benson-Kesseln
1953, 58 Seiten, 18 Abb., 9 Tabellen, DM 11,20

HEFT 47
Prof. Dr.-Ing. K. Krekeler, Aachen
Versuche über die Anwendung der induktiven Erwärmung zum Sintern von hochschmelzenden Metallen sowie zur Anlegierung und Vergütung von aufgespritzten Metallschichten mit dem Grundwerkstoff
1954, 66 Seiten, 39 Abb., DM 13,90

HEFT 48
Max-Planck-Institut für Eisenforschung, Düsseldorf
Spektrochemische Analyse der Gefügebestandteile in Stählen nach ihrer Isolierung
1953, 38 Seiten, 8 Abb., 5 Tabellen, DM 7,80

HEFT 49
Max-Planck-Institut für Eisenforschung, Düsseldorf
Untersuchungen über den Ablauf der Desoxydation und die Bildung von Einschlüssen in Stählen
1953, 52 Seiten, 19 Abb., 3 Tabellen, DM 12,40

HEFT 50
Max-Planck-Institut für Eisenforschung, Düsseldorf
Flammenspektralanalytische Untersuchung der Ferritzusammensetzung in Stählen
1953, 44 Seiten, 15 Abb., 4 Tabellen, DM 8,60

HEFT 51
Verein zur Förderung von Forschungs- und Entwicklungsarbeiten in der Werkzeugindustrie e. V., Remscheid
Untersuchungen an Kreissägeblättern für Holz, Fehler- und Spannungsprüfverfahren
1953, 50 Seiten, 23 Abb., DM 10,—

HEFT 52
Forschungsstelle für Acetylen, Dortmund
Untersuchungen über den Umsatz bei der explosiblen Zersetzung von Azetylen
a) Zersetzung von gasförmigem Azetylen
b) Zersetzung von an Silikagel absorbiertem Azetylen
1954, 48 Seiten, 8 Abb., 10 Tabellen, DM 9,25

HEFT 53
Professor Dr.-Ing. H. Opitz, Aachen
Reibwert und Verschleißmessungen an Kunststoffgleitführungen für Werkzeugmaschinen
1954, 38 Seiten, 18 Abb., DM 8,20

HEFT 54
Professor Dr.-Ing. F. A. F. Schmidt, Aachen
Schaffung von Grundlagen für die Erhöhung der spez. Leistung und Herabsetzung des spez. Brennstoffverbrauches bei Ottomotoren mit Teilbericht über Arbeiten an einem neuen Einspritzverfahren
1954, 34 Seiten, 15 Abb., DM 7,40

HEFT 55
Forschungsgesellschaft Blechverarbeitung e. V., Düsseldorf
Chemisches Glänzen von Messing und Neusilber
1954, 50 Seiten, 21 Abb., 1 Tabelle, DM 10,20

HEFT 56
Forschungsgesellschaft Blechverarbeitung e. V., Düsseldorf
Untersuchungen über einige Probleme der Behandlung von Blechoberflächen
1954, 52 Seiten, 42 Abb., DM 11,20

HEFT 57
Prof. Dr.-Ing. F. A. F. Schmidt, Aachen
Untersuchungen zur Erforschung des Einflusses des chemischen Aufbaues des Kraftstoffes auf sein Verhalten im Motor und in Brennkammern von Gasturbinen
1954, 70 Seiten, 32 Abb., DM 14,60

HEFT 58
Gesellschaft für Kohlentechnik mbH., Dortmund
Herstellung und Untersuchung von Steinkohlenschwelteer
1954, 74 Seiten, 9 Abb., 9 Tabellen, DM 13,75

HEFT 59
Forschungsinstitut der Feuerfest-Industrie e. V., Bonn
Ein Schnellanalysenverfahren zur Bestimmung von Aluminiumoxyd, Eisenoxyd und Titanoxyd in feuerfestem Material mittels organischer Farbreagenzien auf photometrischem Wege
Untersuchungen des Alkali-Gehaltes feuerfester Stoffe mit dem Flammenphotometer nach Riehm-Lange
1954, 62 Seiten, 12 Abb., 3 Tabellen, DM 11,60

HEFT 60
Forschungsgesellschaft Blechverarbeitung e. V., Düsseldorf
Untersuchungen über das Spritzlackieren im elektrostatischen Hochspannungsfeld
1954, 82 Seiten, 53 Abb., 7 Tabellen, DM 17,—

HEFT 61
Verein zur Förderung von Forschungs- und Entwicklungsarbeiten in der Werkzeugindustrie e. V., Remscheid
Schwingungs- und Arbeitsverhalten von Kreissägeblättern für Holz
1954, 54 Seiten, 31 Abb., DM 11,40

HEFT 62
Professor Dr. W. Franz, Institut für theoretische Physik der Universität Münster
Berechnung des elektrischen Durchschlags durch feste und flüssige Isolatoren
1954, 36 Seiten, DM 7,—

HEFT 63
Textilforschungsanstalt Krefeld
Neue Methoden zur Untersuchung der Wirkungsweise von Textilhilfsmitteln
Untersuchungen über Schlichtungs- und Entschlichtungsvorgänge
1954, 34 Seiten, 1 Abb., 5 Tabellen, DM 6,80

HEFT 64
Textilforschungsanstalt Krefeld
Die Kettenlängenverteilung von hochpolymeren Faserstoffen
Über die fraktionierte Fällung von Polyamiden
1954, 44 Seiten, 13 Abb., DM 8,60

HEFT 65
Fachverband Schneidwarenindustrie, Solingen
Untersuchungen über das elektrolytische Polieren von Tafelmesserklingen aus rostfreiem Stahl
1954, 90 Seiten, 38 Abb., 9 Tabellen, DM 17,35

HEFT 66
Dr.-Ing. P. Füsgen VDI †, Düsseldorf
Untersuchungen über das Auftreten des Ratterns bei selbsthemmenden Schneckengetrieben und seine Verhütung
1954, 32 Seiten, 5 Abb., DM 6,60

HEFT 67
Heinrich Wösthoff o. H. G., Apparatebau, Bochum
Entwicklung einer chemisch-physikalischen Apparatur zur Bestimmung kleinster Kohlenoxyd-Konzentrationen
1954, 94 Seiten, 48 Abb., 2 Tabellen, DM 18,25

HEFT 68
Kohlenstoffbiologische Forschungsstation e. V., Essen
Algengroßkulturen im Sommer 1952
II. Über die unsterile Großkultur von Scenedesmus obliquus
1954, 62 Seiten, 3 Abb., 29 Tabellen, DM 11,40

HEFT 69
Wäschereiforschung Krefeld
Bestimmung des Faserabbaues bei Leinen unter besonderer Berücksichtigung der Leinengarnbleiche
1954, 48 Seiten, 15 Abb., 3 Tabellen, DM 9,60

HEFT 70
Wäschereiforschung Krefeld
Trocknen von Wäschestoffen
1954, 52 Seiten, 18 Abb., 3 Tabellen, DM 10,—

HEFT 71
Prof. Dr.-Ing. K. Leist, Aachen
Kleingasturbinen, insbesondere zum Fahrzeugantrieb
1954, 114 Seiten, 85 Abb., DM 22,—

HEFT 72
Prof. Dr.-Ing. K. Leist, Aachen
Beitrag zur Untersuchung von stehenden geraden Turbinengittern mit Hilfe von Druckverteilungsmessungen
1954, 152 Seiten, 111 Abb., DM 36,20

HEFT 73
Prof. Dr.-Ing. K. Leist, Aachen
Spannungsoptische Untersuchungen von Turbinenschaufelfüßen
1954, 66 Seiten, 46 Abb., 2 Tabellen, DM 14,60

HEFT 74
Max-Planck-Institut für Eisenforschung, Düsseldorf
Versuche zur Klärung des Umwandlungsverhaltens eines sonderkarbidbildenden Chromstahls
1954, 58 Seiten, 10 Abb., DM 14,—

HEFT 75
Max-Planck-Institut für Eisenforschung, Düsseldorf
Zeit-Temperatur-Umwandlungs-Schaubilder als Grundlage der Wärmebehandlung der Stähle
1954, 44 Seiten, 13 Abb., DM 8,70

HEFT 76
Max-Planck-Institut für Arbeitsphysiologie, Dortmund
Arbeitstechnische und arbeitsphysiologische Rationalisierung von Mauersteinen
1954, 52 Seiten, 12 Abb., 3 Tabellen, DM 10,20

HEFT 77
Meteor Apparatebau Paul Schmeck GmbH., Siegen
Entwicklung von Leuchtstoffröhren hoher Leistung
1954, 46 Seiten, 12 Abb., 2 Tabellen, DM 9,15

HEFT 78
Forschungsstelle für Acetylen, Dortmund
Über die Zustandsgleichung des gasförmigen Acetylens und das Gleichgewicht Acetylen — Aceton
1954, 42 Seiten, 3 Abb., 8 Tabellen, DM 8,—

HEFT 79
Techn.-Wissenschaftl. Büro für die Bastfaserindustrie, Bielefeld
Trocknung von Leinengarnen III
Spinnspulen- und Spinnkopstrocknung
Vorgang und Einwirkung auf die Garnqualität
1954, 74 Seiten, 18 Abb., 10 Tabellen, DM 14,—

WESTDEUTSCHER VERLAG · KÖLN UND OPLADEN

HEFT 80
Techn.-Wissenschaftl. Büro für die Bastfaserindustrie, Bielefeld
Die Verarbeitung von Leinengarn auf Webstühlen mit und ohne Oberbau
1954, 30 Seiten, 2 Abb., 2 Tabellen, DM 6,—

HEFT 81
Prüf- und Forschungsinstitut für Ziegeleierzeugnisse, Essen-Kray
Die Einführung des großformatigen Einheits-Gitterziegels im Lande Nordrhein-Westfalen
1954, 54 Seiten, 2 Abb., 2 Tabellen, DM 10,—

HEFT 82
Vereinigte Aluminium-Werke AG., Bonn
Forschungsarbeiten auf dem Gebiet der Veredelung von Aluminium-Oberflächen
1954, 46 Seiten, 34 Abb., DM 9,60

HEFT 83
Prof. Dr. S. Strugger, Münster
Über die Struktur der Proplastiden
1954, 30 Seiten, 15 Abb., DM 8,40

HEFT 84
Dr. H. Baron, Düsseldorf
Über Standardisierung von Wundtextilien
1954, 32 Seiten, DM 6,40

HEFT 85
Textilforschungsanstalt Krefeld
Physikalische Untersuchungen an Fasern, Fäden, Garnen und Geweben:
Untersuchungen am Knickscheuergerät nach Weltzien
1954, 40 Seiten, 11 Abb., 8 Tabellen, DM 10,—

HEFT 86
Prof. Dr.-Ing. H. Opitz, Aachen
Untersuchungen über das Fräsen von Baustahl sowie über den Einfluß des Gefüges auf die Zerspanbarkeit
1954, 108 Seiten, 73 Abb., 7 Tabellen, DM 22,—

HEFT 87
Gemeinschaftsausschuß Verzinken, Düsseldorf
Untersuchungen über Güte von Verzinkungen
1954, 68 Seiten, 56 Abb., 3 Tabellen, DM 15,30

HEFT 88
Gesellschaft für Kohlentechnik mbH., Dortmund-Eving
Oxydation von Steinkohle mit Salpetersäure
1954, 62 Seiten, 2 Abb., 1 Tabelle, DM 11,50

HEFT 89
Verein Deutscher Ingenieure, Gleitlagerforschung, Düsseldorf und Prof. Dr.-Ing. G. Vogelpohl, Göttingen
Versuche mit Preßstoff-Lagern für Walzwerke
1954, 70 Seiten, 34 Abb., DM 14,10

HEFT 90
Forschungs-Institut der Feuerfest-Industrie, Bonn
Das Verhalten von Silikasteinen im Siemens-Martin-Ofengewölbe
1954, 62 Seiten, 15 Abb., 11 Tabellen, DM 11,90

HEFT 91
Forschungs-Institut der Feuerfest-Industrie, Bonn
Untersuchungen des Zusammenhangs zwischen Leistung und Kohlenverbrauch von Kammeröfen zum Brennen von feuerfesten Materialien
1954, 42 Seiten, 6 Abb., DM 8,30

HEFT 92
Techn.-Wissenschaftl. Büro für die Bastfaserindustrie, Bielefeld und Laboratorium für textile Meßtechnik, M.-Gladbach
Messungen von Vorgängen am Webstuhl
1954, 76 Seiten, 45 Abb., DM 15,50

HEFT 93
Prof. Dr. W. Kast, Krefeld
Spinnversuche zur Strukturerfassung künstlicher Zellulosefasern
1954, 82 Seiten, 39 Abb., 6 Tabellen, DM 16,—

HEFT 94
Prof. Dr. G. Winter, Bonn
Die Heilpflanzen des MATTHIOLUS (1611) gegen Infektionen der Harnwege und Verunreinigung der Wunden bzw. zur Förderung der Wundheilung im Lichte der Antibiotikaforschung
1954, 58 Seiten, 1 Abb., 2 Tabellen, DM 11,50

HEFT 95
Prof. Dr. G. Winter, Bonn
Untersuchungen über die flüchtigen Antibiotika aus der Kapuziner- (Tropaeolum maius) und Gartenkresse (Lepidium sativum) und ihr Verhalten im menschlichen Körper bei Aufnahme von Kapuziner- bzw. Gartenkressensalat per os
1955, 74 Seiten, 9 Abb., 25 Tabellen, DM 14,—

HEFT 96
Dr.-Ing. P. Koch, Dortmund
Austritt von Exoelektronen aus Metalloberflächen unter Berücksichtigung der Verwendung des Effektes für die Materialprüfung
1954, 34 Seiten, 13 Abb., DM 7,—

HEFT 97
Ing. H. Stein, Laboratorium für textile Meßtechnik, M.-Gladbach
Untersuchung der Verzugsvorgänge an den Streckwerken verschiedener Spinnereimaschinen
2. Bericht: Ermittlung der Haft-Gleiteigenschaften von Faserbändern und Vorgarnen
1955, 98 Seiten, 54 Abb., DM 21,—

HEFT 98
Fachverband Gesenkschmieden, Hagen
Die Arbeitsgenauigkeit beim Gesenkschmieden unter Hämmern
1955, 132 Seiten, 55 Abb., 9 Tabellen, DM 24,75

HEFT 99
Prof. Dr.-Ing. G. Garbotz, Aachen
Der Kraft- und Arbeitsaufwand sowie die Leistungen beim Biegen von Bewehrungsstählen in Abhängigkeit von den Abmessungen, den Formen und der Güte der Stähle (Ermittlung von Leistungsrichtlinien)
1955, 136 Seiten, 53 Abb., 3 Anlagen, 18 Tabellen, DM 30,—

HEFT 100
Prof. Dr.-Ing. H. Opitz, Aachen
Untersuchungen von elektrischen Antrieben, Steuerungen und Regelungen an Werkzeugmaschinen
1955, 166 Seiten, 71 Abb., 3 Tabellen, DM 31,30

HEFT 101
Prof. Dr.-Ing. H. Opitz, Aachen
Wirtschaftlichkeitsbetrachtungen beim Außenrundschleifen
1955, 100 Seiten, 56 Abb., 3 Tabellen, DM 19,30

HEFT 102
Dr. P. Hölemann, Ing. R. Hasselmann und Ing. G. Dix, Dortmund
Untersuchungen über die thermische Zündung von explosiblen Acetylenzersetzungen in Kapillaren
1954, 44 Seiten, 5 Abb., 4 Tabellen, DM 8,60

HEFT 103
Prof. Dr. W. Weizel, Bonn
Durchführung von experimentellen Untersuchungen über den zeitlichen Ablauf von Funken in komprimierten Edelgasen sowie zu deren mathematischen Berechnung
1955, 46 Seiten, 12 Abb., DM 9,10

HEFT 104
Prof. Dr. W. Weizel, Bonn
Über den Einfluß der Elektroden auf die Eigenschaften von Cadmium-Sulfid-Widerstands-Photozellen
1955, 48 Seiten, 12 Abb., DM 9,45

HEFT 105
Dr.-Ing. R. Meldau, Harsewinkel/Westf.
Auswertung von Gekörn — Analysen des Musterstaubes „Flugasche Fortuna I"
1955, 42 Seiten, 14 Abb., DM 8,50

HEFT 106
ORR. Dr.-Ing. W. Küch, Dortmund
Untersuchungen über die Einwirkung von feuchtigkeitsgesättigter Luft auf die Festigkeit von Leimverbindungen
1954, 60 Seiten, 10 Abb., 6 Tabellen, DM 11,40

HEFT 107
Prof. Dr. H. Lange und Dipl.-Phys. P. St. Pütter, Köln
Über die Konstruktion von Laboratoriumsmagneten
1955, 66 Seiten, 19 Abb., 1 Tabelle, DM 12,30

HEFT 108
Prof. Dr. W. Fuchs, Aachen
Untersuchungen über neue Beizmethoden und Beizabwässer
I. Die Entzunderung von Drähten mit Natriumhydrid
II. Die Aufbereitung von Beizabwässern
1955, 82 S., 15 Abb., 14 Tabellen, 1 Falttafel, DM 15,25

HEFT 109
Dr. P. Hölemann und Ing. R. Hasselmann, Dortmund
Untersuchungen über die Löslichkeit von Azetylen in verschiedenen organischen Lösungsmitteln
1954, 42 Seiten, 10 Abb., 8 Tabellen, DM 8,30

HEFT 110
Dr. P. Hölemann und Ing. R. Hasselmann, Dortmund
Untersuchungen über den Druckverlauf bei der explosiblen Zersetzung von gasförmigem Azetylen
1955, 54 Seiten, 10 Abb., 5 Tabellen, DM 11,—

HEFT 111
Fachverband Steinzeugindustrie, Köln
Die Entwicklung eines Gerätes zur Beschickung seitlicher Feuer von Steinzeug-Einzelkammeröfen mit festen Brennstoffen
1955, 46 Seiten, 16 Abb., DM 9,40

HEFT 112
Prof. Dr.-Ing. H. Opitz, Aachen
Verschleißmessungen beim Drehen mit aktivierten Hartmetallwerkzeugen
1954, 44 Seiten, 17 Abb., 6 Tabellen, DM 8,80

HEFT 113
Prof. Dr. O. Graf, Dortmund
Erforschung der geistigen Ermüdung und nervösen Belastung: Studien über die vegetative 24-Stunden-Rhythmik in Ruhe und unter Belastung
1955, 40 Seiten, 12 Abb., DM 8,20

HEFT 114
Prof. Dr. O. Graf, Dortmund
Studien über Fließarbeitsprobleme an einer praxisnahen Experimentieranlage
1954, 34 Seiten, 6 Abb., DM 7,—

HEFT 115
Prof. Dr. O. Graf, Dortmund
Studium über Arbeitspausen in Betrieben bei freier und zeitgebundener Arbeit (Fließarbeit) und ihre Auswirkung auf die Leistungsfähigkeit
1955, 50 Seiten, 13 Abb., 2 Tabellen, DM 9,80

HEFT 116
Prof. Dr.-Ing. E. Siebel und Dr.-Ing. H. Weiss, Stuttgart
Untersuchungen an einigen Problemen des Tiefziehens — I. Teil
1955, 74 Seiten, 50 Abb., 5 Tabellen, DM 14,50

HEFT 117
Dr.-Ing. H. Beißwänger, Stuttgart, und Dr.-Ing. S. Schwandt, Trier
Untersuchungen an einigen Problemen des Tiefziehens — II. Teil
1955, 92 Seiten, 34 Abb., 8 Tabellen, DM 17,70

HEFT 118
Prof. Dr. E. A. Müller und Dr. H. G. Wenzel, Dortmund
Neuartige Klima-Anlage zur Erzeugung ungleicher Luft- und Strahlungstemperaturen in einem Versuchsraum
1955, 68 Seiten, 10 z. T. mehrfarb. Abb., DM 14,—

HEFT 119
Dr.-Ing. O. Viertel, Krefeld
Wäscherei- und energietechnische Untersuchung einer Gemeinschafts-Waschanlage
1955, 50 Seiten, 18 Abb., DM 10,20

HEFT 120
Dipl.-Ing. A. Weisbecker, Lüdenscheid
Über Anfressung an Reinstaluminium-Schweißnähten bei der elektrolytischen Oxydation
Gebr. Hörstermann GmbH., Velbert
Entwicklung und Erprobung eines neuartigen Gummibandförderers
1955, 46 Seiten, 18 Abb., DM 9,70

HEFT 121
Dr. H. Krebs, Bonn
I. Die Struktur und die Eigenschaften der Halbmetalle
II. Die Bestimmung der Atomverteilung in amorphen Substanzen
III. Die chemische Bindung in anorganischen Festkörpern und das Entstehen metallischer Eigenschaften
1955, 124 Seiten, 36 Abb., 13 Tabellen, DM 22,90

HEFT 122
Prof. Dr. W. Fuchs, Aachen
Untersuchungen zur Verbesserung der Wasseraufbereitung und Wasseranalyse:
Über die Schnellbewertung von Ionenaustauscher
1955, 62 Seiten, 32 Abb., DM 12,30

HEFT 123
Dipl.-Ing. J. Emondts, Aachen
Über Bodenverformungen bei stark gestörtem und mächtigem, wasserführendem Deckgebirge im Aachener Steinkohlengebiet
1955, 196 Seiten, 37 Abb., 10 Tabellen, DM 28,80

HEFT 124
Prof. Dr. R. Seyffert, Köln
Wege und Kosten der Distribution der Hausratwaren im Lande Nordrhein-Westfalen
1955, 74 Seiten, 25 Tabellen, DM 9,—

WESTDEUTSCHER VERLAG · KÖLN UND OPLADEN

HEFT 125
Prof. Dr. E. Kappler, Münster
Eine neue Methode zur Bestimmung von Kondensations-Koeffizienten von Wasser
1955, 46 Seiten, 11 Abb., 1 Tabelle, DM 9,10

HEFT 126
Prof. Dr.-Ing. J. Mathieu, Aachen
Arbeitszeitvergleich
Grundlagen, Methodik und praktische Durchführung
1955, 70 Seiten, DM 13,—

HEFT 127
Güteschutz Betonstein e. V., Arbeitskreis Nordrhein-Westfalen, Dortmund
Die Betonwaren-Gütesicherung im Lande Nordrhein-Westfalen
1955, 58 Seiten, 15 Abb., 3 Tabellen, DM 11,50

HEFT 128
Prof. Dr. O. Schmitz-DuMont, Bonn
Untersuchungen über Reaktionen in flüssigem Ammoniak
1955, 96 Seiten, 11 Abb., 6 Tabellen, DM 17,75

HEFT 129
Prof. Dr.-Ing. J. Mathieu und Dr. C. A. Roos, Aachen
Die Anlernung von Industriearbeitern
I. Ergebnisse einer grundsätzlichen Untersuchung der gegenwärtigen Industriearbeiter-Kurzanlernung
1955, 106 Seiten, DM 19,70

HEFT 130
Prof. Dr.-Ing. J. Mathieu und Dr. C. A. Roos, Aachen
Die Anlernung von Industriearbeitern
II. Beiträge zur Methodenfrage der Kurzanlernung
1955, 108 Seiten, DM 19,90

HEFT 131
Dr. W. Hoerburger, Köln
Versuche zur Biosynthese von Eiweiß aus Kohlenwasserstoff
1955, 34 Seiten, 2 Abb., DM 6,90

HEFT 132
Prof. Dr. W. Seith, Münster
Über Diffusionserscheinungen in festen Metallen
1955, 42 Seiten, 19 Abb., 4 Tabellen, DM 9,10

HEFT 133
Prof. Dr. E. Jenckel, Aachen
Über einen für Schwermetalle selektiven Ionenaustauscher
1955, 48 Seiten, 8 Abb., 13 Tabellen, DM 9,50

HEFT 134
Prof. Dr.-Ing. H. Winterhager, Aachen
Über die elektrochemischen Grundlagen der Schmelzfluß-Elektrolyse von Bleisulfid in geschmolzenen Mischungen mit Bleichlorid
1955, 54 Seiten, 20 Abb., 5 Tabellen, DM 11,80

HEFT 135
Prof. Dr.-Ing. K. Krekeler und Dr.-Ing. H. Peukert, Aachen
Die Änderung der mechanischen Eigenschaften thermoplastischer Kunststoffe durch Warmrecken
1955, 54 Seiten, 27 Abb., DM 11,10

HEFT 136
Dipl.-Phys. P. Pilz, Remscheid
Über spezielle Probleme der Zerkleinerungstechnik von Weichstoffen
1955, 58 Seiten, 19 Abb., 2 Tabellen, DM 11,50

HEFT 137
Prof. Dr. W. Baumeister, Münster
Beiträge zur Mineralstoffernährung der Pflanzen
1955, 64 Seiten, 6 Tabellen, DM 11,80

HEFT 138
Dr. P. Hölemann und Ing. R. Hasselmann, Dortmund
Untersuchungen über die Zersetzungswärme von gasförmigem und in Azeton gelöstem Azetylen
1955, 54 Seiten, 8 Abb., 7 Tabellen, DM 10,40

HEFT 139
Prof. Dr. W. Fuchs, Aachen
Studien über die thermische Zersetzung der Kohle und die Kohlendestillatprodukte
1955, 64 Seiten, 20 Abb., 22 Tabellen, DM 11,80

HEFT 140
Dr.-Ing. G. Hausberg, Essen
Modellversuche an Zyklonen
1955, 78 Seiten, 24 Abb., DM 15,70

HEFT 141
Dr. J. van Calker und Dr. R. Wienecke, Münster
Untersuchungen über den Einfluß dritter Analysenpartner auf die spektrochemische Analyse
1955, 42 Seiten, 15 Abb., DM 9,10

HEFT 142
Dipl.-Ing. G. M. F. Wiebel, Hannover, A. Konermann und A. Ottenheym, Sennelager
Entwicklung eines Kalksandleichtsteines
1955, 38 Seiten, 4 Abb., DM 8,—

HEFT 143
Prof. Dr. F. Wever, Dr. A. Rose und Dipl.-Ing. W. Straßburg, Düsseldorf
Härtbarkeit und Umwandlungsverhalten der Stähle
1955, 50 Seiten, 12 Abb., 3 Tabellen, DM 10,70

HEFT 144
Prof. Dr. H. Wurmbach, Bonn
Steuerung von Wachstum und Formbildung
1955, 48 Seiten, 19 Abb., DM 10,30

HEFT 145
Dr. G. Hennemann, Werdohl (Westf.)
Beitrag zur Interpretation der modernen Atomphysik
1955, 34 Seiten, DM 10,—

HEFT 146
Dr.-Ing. F. Gruß, Düsseldorf
Sterilisation mit Heißluft
1955, 34 Seiten, 10 Abb., DM 7,70

HEFT 147
Dr.-Ing. W. Rudisch, Unna
Untersuchung einer drehelastischen Elektromagnet-Synchronkupplung
1955, 82 Seiten, 65 Abb., DM 17,70

HEFT 148
Prof. Dr. H. Bittel u. Dipl.-Phys. L. Storm, Münster
Untersuchungen über Widerstandsrauschen
1955, 40 Seiten, 5 Abb., DM 8,40

HEFT 149
Dipl.-Ing. K. Konopicky und Dipl.-Chem. P. Kampa, Bonn
I. Beitrag zur flammenphotometrischen Bestimmung des Calciums.
Dr.-Ing. K. Konopicky, Bonn
II. Die Wanderung von Schlackenbestandteilen in feuerfesten Baustoffen
1955, 54 Seiten, 10 Abb., 5 Tabellen, DM 11,—

HEFT 150
Prof. Dr.-Ing. O. Kienzle und Dipl.-Ing. W. Timmerbeil, Hannover
Das Durchziehen enger Kragen an ebenen Fein- und Mittelblechen
1955, 52 Seiten, 20 Abb., 8 Tabellen, DM 11,30

HEFT 151
Dipl.-Ing. P. Karabasch, Aachen
Feststellung des optimalen Gasgehaltes von Bronzen zur Erzielung druckdichter Gußstücke
1956, 64 Seiten, 31 Abb., 5 Tabellen, DM 13,90

HEFT 152
Dipl.-Ing. G. Müller, Köln
Ermittlung der Laufeigenschaften (Vergießbarkeit) von Bronze und Rotguß mittels der Schneider-Gießspirale
1955, 60 Seiten, 33 Abb., DM 13,30

HEFT 153
Prof. Dr. F. Wever, Dr.-Ing. W. A. Fischer und Dipl.-Ing. J. Engelbrecht, Düsseldorf
I. Die Reduktion sauerstoffhaltiger Eisenschmelzen im Hochvakuum mit Wasserstoff und Kohlenstoff
II. Einfluß geringer Sauerstoffgehalte auf das Gefüge und Alterungsverhalten von Reineisen
1955, 54 Seiten, 15 Abb., 2 Tabellen, DM 12,40

HEFT 154
Prof. Dr.-Ing. P. Bardenheuer und Dr.-Ing. W. A. Fischer, Düsseldorf
Die Verschlackung von Titan aus Stahlschmelzen im sauren und basischen Hochfrequenzofen unter verschiedenen Schlacken
1955, 36 Seiten, 10 Abb., 1 Tabelle, DM 7,95

HEFT 155
Dipl.-Phys. K. H. Schirmer, München
Die auf Grau abgestimmte Farbwiedergabe im Dreifarbenbuchdruck
1955, 46 Seiten, 17 Abb., 2 Farbtafeln, DM 10,—

HEFT 156
Prof. Dr.-Ing. B. von Borries und Mitarbeiter, Düsseldorf
Die Entwicklung regelbarer permanentmagnetischer Elektronenlinsen hoher Brechkraft und eines mit ihnen ausgerüsteten Elektronenmikroskopes neuer Bauart
1956, 102 Seiten, 52 Abb., DM 22,55

HEFT 157
Dr. W. Jawtusch, Dr. G. Schuster und Prof. Dr.-Ing. R. Jaeckel, Bonn
Untersuchungen über die Stoßvorgänge zwischen neutralen Atomen und Molekülen
1955, 48 Seiten, 15 Abb., 3 Tabellen, DM 10,50

HEFT 158
Dipl.-Ing. W. Rosenkranz, Meinerzhagen
Ein Beitrag zum Problem der Spannungskorrosion bei Preßprofilen und Preßteilen aus Aluminium-Legierungen
1956, 112 Seiten, 61 Abb., 5 Tabellen, DM 27,40

HEFT 159
Dr.-Ing. O. Viertel und O. Oldenroth, Krefeld
Das Bleichen von Weißwäsche mit Wasserstoffsuperoxyd bzw. Natriumhypochlorit beim maschinellen Waschen
1955, 54 Seiten, 23 Abb., 2 Tabellen, DM 11,45

HEFT 160
Prof. Dr. W. Klemm, Münster
Über neue Sauerstoff- und Fluor-haltige Komplexe
1955, 50 Seiten, 13 Abb., 7 Tabellen, DM 10,80

HEFT 161
Prof. Dr. W. Weltzien und Dr. G. Hauschild, Krefeld
Über Silikone und ihre Anwendung in der Textilveredlung
1955, 162 Seiten, 22 Abb., 10 Tabellen, DM 27,—

HEFT 162
Prof. Dr. F. Wever, Prof. Dr. A. Kochendörfer und Dr.-Ing. Chr. Rohrbach, Düsseldorf
Kennzeichnung der Sprödbruchneigung von Stählen durch Messung der Fließspannung, Reißspannung und Brucheinschnürung an dreiachsig beanspruchten Proben
1955, 58 Seiten, 26 Abb., DM 13,—

HEFT 163
Dipl.-Ing. W. Rohs und Text.-Ing. H. Griese, Bielefeld
Untersuchungsarbeiten zur Verbesserung des Leinenwebstuhls III
1955, 80 Seiten, 15 Abb., 18 Tabellen, DM 15,80

HEFT 164
Dr.-Ing. H. Schmachtenberg, Köln
Neuartige Prüfeinrichtungen für Kraftfahrzeuge
1955, 44 Seiten, 23 Abb., DM 9,60

HEFT 165
Dr.-Ing. W. Wilhelm, Aachen
Instationäre Gasströmung im Auspuffsystem eines Zweitaktmotors
1955, 62 Seiten, 31 Abb., 8 Tabellen, DM 13,60

HEFT 166
Prof. Dr. M. v. Stackelberg, Dr. H. Heindze, Dr. H. Hübschke und Dr. K. H. Frangen, Bonn
Kolloidchemische Untersuchungen
1955, 106 Seiten, 8 Abb., 13 Tabellen, DM 21,25

HEFT 167
Prof. Dr.-Ing. F. Schuster, Essen
I. Über die Heißkarburierung von Brenngasen mit Ölen und Teeren
II. Die Strahlungsvorgänge in brennstoffbeheizten Öfen bei verschiedenen Verbrennungsatmosphären
1955, 38 Seiten, 8 Abb., DM 8,30

HEFT 168
Prof. Dr.-Ing. F. Schuster, Essen
I. Luftvorwärmung an Gasfeuerungen
II. Heizwerthöhe von Brenngasen und Wirkungsgrad sowie Gasverbrauch bei der Gasverwendung
III. Sauerstoffangereicherte Luft und feuerungstechnische Kenngrößen von Brenngasen
1955, 60 Seiten, 18 Abb., DM 12,50

HEFT 169
Forschungsinstitut für Pigmente und Lacke, Stuttgart
Arbeiten über die Bestimmung des Gebrauchswertes von Lackfilmen durch physikalische Prüfung
1955, 70 Seiten, 23 Abb., 4 Tabellen, DM 15,—

HEFT 170
Prof. Dr. F. Wever, Dr. A. Rose und Dipl.-Ing L. Rademacher, Düsseldorf
Anwendung der Umwandlungsschaubilder auf Fragen der Werkstoffauswahl beim Schweißen und Flammhärten
1955, 64 Seiten, 25 Abb., DM 13,70

WESTDEUTSCHER VERLAG · KÖLN UND OPLADEN

HEFT 171
Wäschereiforschung Krefeld
Untersuchung der Wäscheentwässerung mit Hilfe von Zentrifugen und Pressen
1955, 42 Seiten, 16 Abb., 4 Tabellen, DM 9,70

HEFT 172
Dipl.-Ing. W. Rohs, Dr.-Ing. G. Satlow und Text.-Ing. G. Heller, Bielefeld
Trocknung von Hanfgarnen. Kreuzspultrocknung
1955, 60 Seiten, 7 Abb., 4 Tabellen, DM 10,30

HEFT 173
Prof. Dr. R. Hosemann und Dipl.-Phys. G. Schoknecht, Berlin, vorgelegt von Prof. Dr. W. Kast, Krefeld
Lichtoptische Herstellung und Diskussion der Faltungsquadrate parakristalliner Gitter
1956, 108 Seiten, 63 Abb., 6 Tabellen, DM 24,70

HEFT 174
Prof. Dr. W. von Fragstein, Dr. J. Meingast und H. Hoch, Köln
Herstellung von Solen einheitlicher Teilchengröße und Ermittlung ihrer optischen Eigenschaften
1955, 78 Seiten, 80 Abb., 4 Tabellen, DM 18,25

HEFT 175
Dr.-Ing. H. Zeller, Aachen
Beitrag zur eindimensionalen stationären und nichtstationären Gasströmung mit Reibung und Wärmeleitung, insbesondere in Rohren mit unstetigen Querschnittsänderungen.
1956, 133 Seiten, 56 Abb., DM 29,30

HEFT 176
Dipl.-Ing. H. Schöberl, Duisburg
Über die Methoden zur Ermittlung der Verbrennungstemperatur von Brennstoffen und ein Vorschlag zu ihrer Verbesserung
1955, 30 Seiten, 3 Abb., DM 6,50

HEFT 177
Dipl.-Ing. H. Stüdemann, Solingen, und Dr.-Ing. W. Müchler, Essen
Entwicklung eines Verfahrens zur zahlenmäßigen Bestimmung der Schneideigenschaften von Messerklingen
1956, 104 Seiten, 68 Abb., 4 Tabellen, DM 22,20

HEFT 178
Prof. Dr. M. von Stackelberg u. Dr. W. Hans, Bonn
Untersuchungen zur Ausarbeitung und Verbesserung von polarographischen Analysenmethoden
1955, 46 Seiten, 14 Abb., DM 10,50

HEFT 179
Dipl.-Ing. H. F. Reineke, Bochum
Entwicklungsarbeiten auf dem Gebiete der Meß- und Regeltechnik
1955, 46 Seiten, 10 Abb., DM 10,—

HEFT 180
Dr.-Ing. W. Piepenburg, Dipl.-Ing. B. Bühling und Bauing. J. Behnke, Köln
Putzarbeiten im Hochbau und Versuche mit aktiviertem Mörtel und mechanischem Mörtelauftrag
1955, 116 Seiten, 31 Abb., 68 Tabellen, DM 23,—

HEFT 181
Prof. Dr. W. Franz, Münster
Theorie der elektrischen Leitvorgänge in Halbleitern und isolierenden Festkörpern bei hohen elektrischen Feldern
1955, 28 Seiten, 2 Abb., 1 Tabelle, DM 6,20

HEFT 182
Dr.-Ing. P. Schenk u. Dr. K. Osterloh, Düsseldorf
Katalytisch-thermische Spaltung von gasförmigen und flüssigen Kohlenwasserstoffen zur Spitzengaserzeugung
1955, 50 Seiten, 11 Abb., 11 Tabellen, DM 10,90

HEFT 183
Dr. W. Bornheim, Köln
Entwicklungsarbeiten an Flaschen- und Ampullen-Behandlungsmaschinen für die pharmazeutische Industrie
1956, 48 Seiten, 24 Abb., DM 11,70

HEFT 184
Dr.-Ing. E. Printz, Kettwig
Vollhydraulische Parallel-Kupplung für Ackerschlepper
1955, 32 Seiten, 4 Abb., DM 7,80

HEFT 185
Dipl.-Ing. W. Rohs und Text.-Ing. G. Heller, Bielefeld
Studien an einem neuzeitlichen Kreuzspultrockner für Bastfasergarne mit Wiederbefeuchtungszone
1955, 52 Seiten, 9 Abb., 3 Tabellen, DM 10,70

HEFT 186
Dr. E. Wedekind, Krefeld
Untersuchungen zur Arbeitsbestgestaltung bei der Fertigstellung von Oberhemden in gewerblichen Wäschereien
1955, 124 Seiten, 28 Abb., 6 Tabellen, 2 Falttaf., DM 12,—

HEFT 187
Dipl.-Ing. F. Göttgens, Essen
Über die Eigenarten der Bimetall-, Thermo- und Flammenionisationssicherungsmethode in ihrer Anwendung auf Zündsicherungen
1955, 40 Seiten, 6 Abb., 4 Tabellen, DM 8,40

HEFT 188
W. Kinnebrock, Langenberg (Rhld.)
Der Einfluß des Austausches gleicher Gaskochbrenner bzw. Gaskochbrennerteile auf den Wirkungsgrad und insbesondere auf den CO-Gehalt der Verbrennungsgase
1955, 42 Seiten, 7 Abb., 3 Tabellen, DM 8,70

HEFT 189
Fa. E. Leybold's Nachfolger, Köln
I. Ausgewählte Kapitel aus der Vakuumtechnik
II. Zum Verlust ar.organisch-nichtflüchtiger Substanzen während der Gefriertrocknung
1955, 52 Seiten, 16 Abb., 3 Tabellen, DM 11,20

HEFT 190
Prof. Dr. A. Neuhaus, Prof. Dr. O. Schmitz-DuMont und Dipl.-Chem. H. Reckhard, Bonn
Zur Kenntnis der Alkalititanate
1955, 60 Seiten, 13 Abb., 1 Tabelle, DM 12,20

HEFT 191
Dr. H. Söhngen, Darmstadt
Schwingungsverhalten eines Schaufelkranzes im Vakuum
1955, 36 Seiten, 7 Abb., DM 7,80

HEFT 192
Dipl.-Phys. E. M. Schneider, München
Kohlebogenlampen für Aufnahme und Kopie
1955, 48 Seiten, 21 Abb., 3 Tabellen, DM 10,60

HEFT 193
Prof. Dr. O. Schmitz-DuMont, Bonn
Untersuchungen über neue Pigmentfarbstoffe
1956, 50 Seiten, 16 Abb., 8 Tabellen, DM 11,20

HEFT 194
Dr. K. Hecht, Köln
Entwicklung neuartiger physikalischer Unterrichtsgeräte
1955, 42 Seiten, 16 Abb., DM 9,90

HEFT 195
Dr.-Ing. E. Rößger, Köln
Gedanken über einen neuen deutschen Luftverkehr
1955, 342 Seiten, 29 Abb., 122 Tabellen, DM 50,—

HEFT 196
Dipl.-Ing. W. Rohs und Text.-Ing. H. Griese, Bielefeld
Auswirkungen von Garnfehlern bei der Verarbeitung von Leinengarnen
1955, 36 Seiten, 3 Abb., 6 Tabellen, DM 7,80

HEFT 197
Dr. E. Wedekind, Krefeld
Untersuchungen zur Bestimmung der optimalen Arbeitsplatzgröße bei Mehrstuhlarbeit in der Weberei
1955, 92 Seiten, 34 Abb., DM 18,50

HEFT 198
Prof. Dr. J. Weissinger, Karlsruhe
Zur Aerodynamik des Ringflügels. Die Druckverteilung dünner, fast drehsymmetrischer Flügel in Unterschallströmung
1955, 42 Seiten, 5 Abb., DM 9,—

HEFT 199
Textilforschungsanstalt Krefeld
Die Messung von Gewebetemperaturen mittels Temperaturstrahlung
1955, 50 Seiten, 12 Abb., DM 10,90

HEFT 200
R. Seipenbusch, Langenberg (Rhld.)
Spitzengas durch Zusatz von Flüssiggas-Wassergas- und Flüssiggas-Generatorgas-Gemischen zu Stadtgas
1955, 48 Seiten, 21 Tabellen, DM 10,35

HEFT 201
Dr.-Ing. E. W. Pleines, Frankfurt/Main
Die Sicherheit im Luftverkehr
1956, 194 Seiten, 39 Abb., 19 Tabellen, DM 39,50

HEFT 202
Dipl.-Ing. D. Fiecke, Stuttgart/Zuffenhausen
Die Bestimmung der Flugzeugpolaren für Entwurfszwecke. I. Teil: Unterlagen
1956, 216 Seiten, 171 Diagr., DM 59,70

HEFT 203
Dr. G. Wandel, Bonn
Uferbewachsung und Lebendverbauung an den Nordwestdeutschen Kanälen und ihren Zuflüssen sowie an der Ruhr   *1956, 122 Seiten, 88 Abb., DM 25,70*

HEFT 204
Dipl.-Ing. B. Naendorf, Langenberg (Rhld.)
Bestimmung der Brenneigenschaften und des Brennverhaltens verschiedener Gasarten und Einfluß verschiedener Düsengestaltung
1955, 32 Seiten, DM 7,10

HEFT 205
Dr. C. Schaarwächter, Düsseldorf
Über plastische Kupfer-Eisen-Phosphor-Legierungen
1936, 36 Seiten, 10 Abb., 10 Tabellen, DM 8,30

HEFT 206
Dr. P. Hölemann, Ing. R. Hasselmann und Ing. G. Dix, Dortmund
Untersuchungen über die Vorgänge bei der Zersetzung von in Azeton gelöstem Azetylen
1956, 74 Seiten, 7 Abb., 7 Tabellen, DM 15,55

HEFT 207
Prof. Dr.-Ing. H. Opitz, Dipl.-Ing. K. H. Fröhlich und Dipl.-Ing. H. Siebel, Aachen
Richtwerte für das Fräsen von unlegierten und legierten Baustählen mit Hartmetall. I. Teil
1956, 48 Seiten, 27 Abb., 3 Tabellen, DM 11,10

HEFT 208
Prof. Dr.-Ing. H. Müller, Essen
Untersuchung von Elektrowärmegeräten für Laienbedienung hinsichtlich Sicherheit und Gebrauchsfähigkeit. I. Untersuchungen an Kochplatten
1956, 100 Seiten, 76 Abb., 7 Tabellen, DM 22,70

HEFT 209
Dr. K. Bunge, Leverkusen
Materialabbau in Funkenentladungen. Untersuchungen an Zinkkathoden
1956, 54 Seiten, 10 Abb., 5 Tabellen, DM 11,40

HEFT 210
Dr. W. Porschen und Prof. Dr. W. Riezler, Bonn
Langlebige Alphaaktivitäten bei natürlichen Elementen
1955, 40 Seiten, 5 Abb., 4 Tabellen, DM 8,80

HEFT 211
Prof. Dipl.-Ing. W. Sturtzel und Dr.-Ing. W. Graff, Duisburg
Die Versuchsanstalt für Binnenschiffbau, Duisburg
1956, 48 Seiten, 22 Abb., 11,—

HEFT 212
Dipl.-Ing. H. Spodig, Selm
Untersuchung zur Anwendung der Dauermagnete in der Technik   *1955, 44 Seiten, 25 Abb., DM 9,80*

HEFT 213
Dipl.-Ing. K. F. Rittinghaus, Aachen
Zusammenstellung eines Meßwagens für Bau- und Raumakustik   *in Vorbereitung*

HEFT 214
Dr.-Ing. J. Endres, München
Berechnung der optimalen Leistungen, Kraftstoffverbräuche und Wirkungsgrade von Einkreis-Turbolader-Strahltriebwerken am Boden und in der Höhe bei Fluggeschwindigkeiten von 0—2000 km/h
1956, 72 Seiten, 18 Abb., 8 Tabellen, DM 15,40

HEFT 215
Prof. Dr.-Ing. H. Opitz und Dr.-Ing. G. Weber, Aachen
Einfluß der Wärmebehandlung von Baustählen auf Spanentstehung, Schnittkraft- und Standzeitverhalten
1956, 80 Seiten, 30 Abb., 10 Tabellen, DM 18,40

HEFT 216
Dr. E. Kloth, Köln
Untersuchungen über die Ausbreitung kurzer Schallimpulse bei der Materialprüfung mit Ultraschall
1956, 90 Seiten, 60 Abb., 4 Tabellen, DM 19,40

HEFT 217
Rationalisierungskuratorium der Deutschen Wirtschaft (RKW), Frankfurt/Main
Typenvielzahl bei Haushaltgeräten und Möglichkeiten einer Beschränkung
1956, 328 Seiten, 2 Abb., 181 Tabellen, DM 49,50

HEFT 218
Dr. F. Keune, Aachen
Bericht über eine Theorie der Strömung um Rotationskörper ohne Anstellung bei Machzahl Eins
1955, 40 Seiten, 8 Abb., 5 Formelblätter, DM 8,80

WESTDEUTSCHER VERLAG · KÖLN UND OPLADEN

HEFT 219
Prof. Dr. W. Fuchs, Aachen
Untersuchungen zur Holzabfallverwertung und zur Chemie des Lignins
1955, 54 Seiten, 11 Abb., 15 Tabellen DM 11,40

HEFT 220
Prof. Dr. W. Fuchs, Aachen
Die Entwicklung neuer Regel- und Kontroll-Apparate zur coulometrischen Analyse
1956, 76 Seiten, 17 Abb. 23 Tabellen, DM 15,50

HEFT 221
Dr. W. Meyer-Eppler, Bonn
Experimentelle Untersuchungen zum Mechanismus von Stimme und Gehör in der lautsprachlichen Kommunikation *1955, 56 Seiten, 24 Abb., DM 13,45*

HEFT 222
Dr. L. Köllner, Münster, und Dipl.-Volkswirt M. Kaiser, Bochum
Die internationale Wettbewerbsfähigkeit der westdeutschen Wollindustrie *1956, 214 Seiten, DM 39,50*

HEFT 223
Dr.-Ing. K. Alberti und Dr. F. Schwarz, Köln
Über das Problem Hartbrand-Weichbrand
1956, 54 Seiten, 25 Abb., 14 Tabellen, DM 12,10

HEFT 224
Dipl.-Ing. H. Stüdeman und Ing. R. Beu, Solingen
Verfahren zur Prüfung der Korrosionsbeständigkeit von Messerklingen aus rostfreiem Stahl
1956, 82 Seiten, 28 Abb., DM 16,90

HEFT 225
Dr.-Ing. E. Barz, Remscheid
Der Spannungszustand von Gattersägeblättern
1956, 74 Seiten, 54 Abb., DM 16,50

HEFT 226
Technisch-wissenschaftliches Büro für die Bastfaserindustrie, Bielefeld
Untersuchungen zur Verbesserung des Leinenwebstuhles IV
Die Wirkung verschiedener Kettbaumbremsen auf die Verwebung von Leinengarnen
1956, 64 Seiten, 9 Abb., 4 Tabellen, DM 13,50

HEFT 227
Prof. Dr. F. Wever, Düsseldorf und Dr. W. Wepner, Köln
Untersuchung der Alterungsneigung von weichen unlegierten Stählen durch Härteprüfung bei Temperaturen bis 300 Grad C
1956, 34 Seiten, 20 Abb., 3 Tabellen, DM 7,95

HEFT 228
Prof. Dr. F. Wever, Dr. W. Koch, Düsseldorf, und Dr. B. A. Steinkopf, Dortmund
Spektrochemische Grundlagen der Analyse von Gemischen aus Kohlenmonoxyd, Wasserstoff und Stickstoff *1956, 42 Seiten, 18 Abb., 1 Tabelle, DM 9,90*

HEFT 229
Prof. Dr. F. Wever, Dr. W. Koch und Dr.-Ing. H. Malissa, Düsseldorf
Über die Anwendung disubstituierter Dithiocarbamate der analytischen Chemie
1956, 44 Seiten, 30 Abb., 5 Tabellen, DM 10,50

HEFT 230
Prof. Dr. F. Wever, Düsseldorf, und Dr. W. Wepner, Köln
Bestimmung kleiner Kohlenstoffgehalte im Alpha-Eisen durch Dämpfungsmessung
1956, 34 Seiten, 5 Abb., 2 Tabellen, DM 7,70

HEFT 231
Dr.-Ing. W. Küch, Dortmund
Über die Wechselwirkung zwischen Holzschutzbehandlung und Verleimung
1956, 48 Seiten, 10 Abb., 8 Tabellen, DM 10,40

HEFT 232
Prof. Dr.-Ing. O. Kienzle, Hannover, und Dr.-Ing. H. Münnich, Schweinfurt
Feststellung der Spannungen und Dehnungen und Bruchdrehzahlen der unter Fliehkraft und Bearbeitungskraft beanspruchten Schleifkörper
in Vorbereitung

HEFT 233
Dr. H. Haase, Hamburg
Infrarot-Bibliographie *1956, 90 Seiten, DM 17,80*

HEFT 234
Dr.-Ing. K. G. Speith und Dr.-Ing. A. Bungeroth, Duisburg
Versuche zur Steigerung des Kokillen-Schluckvermögens beim Stranggießen von Stahl
1956, 26 Seiten, 5 Abb., DM 6,15

HEFT 235
Prof. Dr.-Ing. K. Leist und Dipl.-Ing. W. Dettmering, Aachen
Turbinenschaufeln aus Kunststoff für Kaltluftversuchsanlagen
1956, 46 Seiten, 43 Abb., 3 Tabellen, DM 12,30

HEFT 236
Dr.-Ing. O. Viertel und S. Lucas, Krefeld
Ergebnisse einer Hausfrauenbefragung über Wascheinrichtungen und Waschmethoden in städtischen Haushaltungen
1956, 34 Seiten, 4 Abb., DM 7,60

HEFT 237
Dr. P. Endler und Dr. H. Ludes, Köln
Bericht über eine Studienreise zur Orientierung der heutigen Behandlung der Lungentuberkulose in den Vereinigten Staaten von Nordamerika
1956, 32 Seiten, 7 Abb., DM 7,10

HEFT 238
Institut für textile Meßtechnik, M-Gladbach, e. V.
Untersuchungen der Verzugsvorgänge an den Streckwerken verschiedener Spinnereimaschinen. 3. Bericht: Theoretische Betrachtungen über den Einfluß schlagender Zylinder und Druckrollen
1956, 66 Seiten, 21 Abb., DM 14,10

HEFT 239
Prof. Dr.-Ing. K. Leist und Dipl.-Ing. H. Scheele, Aachen, und Dipl.-Ing. F. H. Flottmann, Herne
Versuche an einem neuartigen luftgekühlten Hochleistungs-Kolbenkompressor
1956, 72 Seiten, 19 Abb., 7 Tabellen, DM 14,40

HEFT 240
Prof. Dr.-Ing. K. Leist und Dipl.-Ing. H. Scheele, Aachen
Temperaturmessungen an einem einstufigen luftgekühlten 4-Zylinder-Kolbenkompressor mit Kühlgebläse *1956, 74 Seiten, 36 Abb., DM 14,80*

HEFT 241
Prof. Dr.-Ing. K. Leist und Dipl.-Ing. M. Pötke, Aachen
Leistungsversuche an einem Kühlluftgebläse
1956, 60 Seiten, 13 Abb., DM 11,70

HEFT 242
Prof. Dr.-Ing. K. Leist und Dipl.-Ing. K. Graf, Aachen
Straßenfahrzeuge mit Gasturbinenantrieb
1956, 82 Seiten, 63 Abb., DM 17,20

HEFT 243
Prof. Dr.-Ing. K. Leist und Dipl.-Ing. S. Förster, Aachen
Die französische Kleingasturbine Artouste — 1. Teil
1956, 80 Seiten, 41 Abb., DM 15,85

HEFT 244
Prof. Dr. F. Wever, Dr. W. Koch und Dr. S. Eckhard, Düsseldorf
Erfahrungen mit der spektrochemischen Analyse von Gefügebestandteilen des Stahles
1956, 32 Seiten, 8 Abb., 2 Tabellen, DM 7,80

HEFT 245
Prof. Dr.-Ing. habil. K. Krekeler, Aachen
Das Verbinden von Metallen durch Kunstharzkleber. Teil I: Eigenschaften und Verwendung der Metallklebstoffe *1956, 48 Seiten, 8 Abb., DM 10,25*

HEFT 246
Prof. Dr.-Ing. habil. K. Krekeler, Aachen
Das Verbinden von Metallen durch Kunstharzkleber. Teil II: Untersuchungen an geklebten Leichtmetall-Verbindungen *1956, 80 Seiten, 40 Abb., DM 17,50*

HEFT 247
Dr. H. Söhngen, Darmstadt
Strömung vor einem Überschall-Laufrad
1956, 26 Seiten, 4 Abb., DM 7,60

HEFT 248
Rheinische Aktiengesellschaft für Braunkohlenbergbau und Brikettfabrikation, Köln
Untersuchung der Bindemitteleigenschaften von Braunkohlenfilteraschen
1956, 176 Seiten, 26 Abb., 30 Tabellen, DM 35,60

HEFT 249
Dr. M.-E. Meffert, Essen
Weitere Kulturversuche Scenedesmus obliquus
1956, 36 Seiten, 5 Abb., 10 Tabellen, DM 8,—

HEFT 250
Dr. F. Schwarz und Dr.-Ing. K. Alberti, Köln
Entwicklung von Untersuchungsverfahren zur Gütebeurteilung von Industriekalken
1956, 36 Seiten, 9 Abb., DM 16,50

HEFT 251
Prof. Dr. H. Bittel, Münster
Zur Statistik der ferromagnetischen Elementarvorgänge und ihren Einfluß auf das Barkhausenrauschen
1956, 52 Seiten, 14 Abb., DM 11,65

HEFT 252
Dipl.-Ing. H. Frings, Geilenkirchen
Die Wirkung abfallender Wetterführung auf Wettertemperatur, Grubengasgehalt und Staubbildung
in Vorbereitung

HEFT 253
Dipl.-Ing. S. Schirmanski, Berghausen
Stand und Auswertung der Forschungsarbeiten über Temperatur- und Feuchtigkeitsgrenzen bei der bergmännischen Arbeit
in Vorbereitung

HEFT 254
Prof. Dr. R. Danneel, Bonn
Quantitative Untersuchungen über die Entwicklung des Ehrlich-Ascitestumors bei Inzuchtmäusen
1956, 52 Seiten, 17 Tabellen, DM 11,75

HEFT 255
Ing. B. v. Schlippe, Bad Nauheim
Strömung von Flüssigkeiten mit temperaturabhängiger Zähigkeit (Kühlung von Öfen)
1956, 54 Seiten, 12 Abb., 4 Tabellen, DM 11,70

HEFT 256
Prof. Dr. C. Schmieder und Dipl.-Math. K. H. Müller, Darmstadt
Die Strömung einer Quellstrecke im Halbraum — eine strenge Lösung der Navier-Stokes-Gleichungen
1956, 40 Seiten, 9 Abb., DM 8,80

HEFT 257
Prof. Dr.-Ing. G. Lehmann und Dr. J. Tamm, Dortmund
Die Beeinflussung vegetativer Funktionen des Menschen durch Geräusche
1956, 48 Seiten, 25 Abb., 3 Tabellen, DM 11,20

HEFT 258
Dr. H. Paul, Linz (Rhein), und Prof. Dr. O. Graf, Dortmund
Zur Frage der Unfälle im Bergbau
1956, 52 Seiten, 9 Abb., 22 Tabellen, DM 11,20

HEFT 259
Prof. D. W. Linke, Aachen
Strömungsvorgänge in künstlich belüfteten Räumen
1956, 52 Seiten, 37 Abb., 1 Tabelle, DM 11,80

HEFT 260
Prof. Dr. W. Kast, Freiburg (Br.), Prof. Dr. A. H. Stuart und Dipl.-Phys. H. G. Fendler, Hannover
Lichtzerstreuungsmessungen an Lösungen hochpolymerer Stoffe
1956, 70 Seiten, 25 Abb., 5 Tabellen, DM 15,60

HEFT 261
Prof. Dr. W. Kast, Freiburg (Br.)
Feinstruktur-Untersuchungen an künstlichen Zellulosefasern verschiedener Herstellungsverfahren.
Teil II: Der Kristallisationszustand
1956, 80 Seiten, 27 Abb., 11 Tabellen, DM 17,20

HEFT 262
Dr.-Ing. W. Batel, Aachen
Untersuchungen zur Absiebung feuchter, feinkörniger Haufwerke und Schwingsieben
1956, 100 Seiten, 45 Abb., 5 Tabellen, DM 23,40

HEFT 263
Prof. Dr. H. Lange und Dipl.-Phys. R. Kohlhaas, Köln
Über die Wärmeleitfähigkeit von Stählen bei hohen Temperaturen: Teil I: Literaturbericht
1956, 48 Seiten, 26 Abb., 8 Tabellen, DM 10,70

HEFT 264
Prof. Or. W. Weizel, Bonn
Durch schnelle Funkenzusammenbrüche ausgelöste Signale auf einer Leitung
1956, 26 Seiten, 4 Abb., 3 Tabellen, DM 6,10

HEFT 265
Prof. Dr. F. Micheel und Dr. R. Engel, Münster
Eine Apparatur zur elektrophoretischen Trennung von Stoffgemischen
1956, 38 Seiten, 21 Abb., DM 9,20

HEFT 266
Fliesen-Beratungsstelle Bad Godesberg-Mehlem
Güteeigenschaften keramischer Wand- und Bodenfliesen und deren Prüfmethoden
1956, 32 Seiten, DM 7,10

HEFT 267
Prof. Dr. W. Weizel und B. Brandt, Bonn
Zur Stabilität stromstarker Glimmentladungen
1956, 36 Seiten, 7 Abb., DM 8,40

WESTDEUTSCHER VERLAG · KÖLN UND OPLADEN

HEFT 268
Prof. Dr.-Ing. G. Vogelpohl, Göttingen
Über die Tragfähigkeit von Gleitlagern und ihre Berechnung
1956, 76 Seiten, 24 Abb., 7 Tabellen, DM 16,85

HEFT 269
Markscheider R. Bals, Bochum
Eignung des Gebirgsankerausbaus zur Erleichterung des Streckenvortriebs im Steinkohlenbergbau
1956, 84 Seiten, 41 Abb., DM 18,75

HEFT 270
Dr. H. Krebs und Mitarbeiter, Bonn
Die Trennung von Racematen auf chromatographischem Wege
1956, 62 Seiten, 18 Tabellen, DM 12,95

HEFT 271
Prof. Dr.-Ing. H. Opitz und Dipl.-Ing. H. Axer, Aachen
Beeinflussung des Verschleißverhaltens bei spanenden Werkzeugen durch flüssige und gasförmige Kühlmittel und elektrische Maßnahmen
1956, 46 Seiten, 28 Abb., DM 10,70

HEFT 272
Prof. Dr. W. Fuchs und Dr. H. Dresia, Aachen
Untersuchungen über die Schnellverbrennung und Schnellvergasung fester Brennstoffe
1956, 56 Seiten, 14 Abb., 3 Tabellen, DM 11,90

HEFT 273
Fa. K. W. Tacke g.m.b.H., Wuppertal-Barmen
Erfahrungen beim Verspinnen von Perlonfasern und bei der Herstellung von Trikotagen aus gesponnenem Perlon
1956, 36 Seiten, DM 7,90

HEFT 274
Prof. Dr.-Ing. K. Krekeler, Aachen
Qualitative Untersuchungen bei Verbindungsschweißungen mittels Lichtbogenschweißautomaten unter Verwendung von Blankdraht und Zugabe von ferromagnetischem Pulver als Umhüllung
1956, 68 Seiten, 40 Abb., 8 Tabellen, DM 15,45

HEFT 275
Prof. Dr.-Ing. habil. K. Krekeler, Aachen, und Dipl.-Ing. H. Verhoeven, Aachen
Quantitative Untersuchungen von Punktschweißverbindungen an Tiefzieh- und Aluminiumblechen, die nach dem Argonarc-Punktschweißverfahren hergestellt werden
1956, 64 Seiten, 45 Abb., DM 14,60

HEFT 276
Fa. E. Haage, Mülheim (Ruhr)
Entwicklungsarbeiten im Apparatebau für Laboratorien
1956, 48 Seiten, 18 Abb., DM 10,50

HEFT 277
Dr.-Ing. W. Müchler, Essen
Untersuchung und zahlenmäßige Bestimmung der Schneideigenschaften von Messern und besonderer Berücksichtigung rostfreier Messerstähle
1956, 60 Seiten, 27 Abb., 5 Tabellen, DM 13,20

HEFT 278
Dipl.-Ing. J. Stelter und Dipl.-Ing. H. Kickert, Aachen
I. Sichtbarmachung von Ultraschallfeldern unter Verwendung photographischer Emulsionsschichten
II. Methode zur Bestimmung der wirklichen Temperaturverhältnisse in Flüssigkeiten während der Beschallung (Nach einer Diplom-Arbeit von H. Schnitzler)
1956, 54 Seiten, 24 Abb., DM 12,75

HEFT 279
Dr. F. Keune, Aachen
Der gewölbte und verwundene Tragflügel ohne Dicke in Schallnähe
1956, 42 Seiten, 15 Abb., DM 9,25

HEFT 280
Dipl.-Ing. J. Stelter und Dipl.-Ing. E. Pfende, Aachen
Über Störerscheinungen bei Schallgeschwindigkeitsmessungen mittels der Interferometermethode
1956, 42 Seiten, 13 Abb., DM 9,60

HEFT 281
Prof. Dr.-Ing. K. Lürenbaum, Aachen
Der Meßwagen des Instituts für Maschinen-Dynamik der Deutschen Versuchsanstalt für Luftfahrt, Aachen
1956, 34 Seiten, 17 Abb., DM 8,60

HEFT 282
Bergrat a. D. Scherer, Bochum
Das B. T.-Schwelverfahren und seine Anwendung auf der Anlage Marienau
1956, 44 Seiten, 7 Abb., DM 9,60

HEFT 283
Prof. Dr. F. Wever und Dr.-Ing. W. Lueg, Düsseldorf
Warmstauchversuche zur Ermittlung der Formänderungsfestigkeit von Gesenkschmiede-Stählen
1956, 44 Seiten, 19 Abb., DM 9,90

Heft 284
Prof. Dr. F. Wever, Düsseldorf, Dr.-Ing. H. J. Wiester, Essen, Dr.-Ing. F. W. Straßburg, Duisburg, Prof. Dr.-Ing. H. Opitz, Aachen, und Dr.-Ing. K. H. Fröhlich, Köln
Einfluß des Gefüges auf die Zerspanbarkeit von Einsatz- und Vergütungsstählen
in Vorbereitung

HEFT 285
Prof. Dr.-Ing. O. Kienzle, Dr.-Ing. K. Lange, Hannover, und Dipl.-Ing. H. Meinert, Osterode
Einfluß der Oberfläche auf das Verschleißverhalten von Schmiedegesenken
1956, 62 Seiten, 29 Abb., 8 Tabellen, DM 14,60

HEFT 286
Dr.-Ing. K. Lange, Hannover, Dipl.-Ing. H. Meinert, Osterode, unter Mitarbeit von Dr.-Ing. H. Arend, Mülheim (Ruhr)
Verschleißverhalten hartverchromter Schmiedegesenke
1956, 74 Seiten, 53 Abb., 6 Tabellen, DM 17,65

HEFT 287
Prof. Dr.-Ing. habil. K. Krekeler, Aachen
Änderungen der mechanischen Eigenschaftswerte thermoplastischer Kunststoffe bei Beanspruchung in verschiedenen Medien
1956, 62 Seiten, 23 Abb., 5 Tabellen, DM 13,70

HEFT 288
Dr. K. Brücker-Steinkuhl, Düsseldorf
Anwendung mathematisch-statistischer Verfahren in der Industrie
1956, 103 Seiten, 27 Abb., 14 Tabellen, DM 24,20

HEFT 289
Prof. Dr.-Ing. H. Winterhager, Aachen
Kombinierter Widerstands- und Lichtbogen-Vakuumofen zur Verarbeitung von Titanschwamm
Prof. Dr. Dr. h. c. R. Schwarz, Aachen
Erforschung neuer Wege zur Darstellung von Titanmetall
in Vorbereitung

HEFT 290
Dr. D. Horstmann, Düsseldorf
I. Der verstärkte Angriff des Zinks auf Eisen im Temperaturgebiet um 500° C
II. Einfluß eines Antimongehaltes auf den Angriff von Zinkschmelzen auf Eisen
1956, 48 Seiten, 33 Abb., 3 Tabellen, DM 11,90

HEFT 291
Dr.-Ing. H. J. Wiester und Dr. D. Horstmann, Düsseldorf
Der Angriff eisengesättigter Zinkschmelzen auf silizium- und manganhaltiges Eisen
1956, 52 Seiten, 45 Abb., 8 Tabellen, DM 12,60

HEFT 292
Dipl.-Ing. W. Rohs und Text.-Ing. H. Griese, Bielefeld
Webversuche an Leinenwebstühlen mit verbesserter Schaftbewegung
1956, 34 Seiten, 3 Abb., 2 Tabellen, DM 7,60

HEFT 293
Prof. J. W. Korte, unter Mitarbeit von Dipl.-Ing. P. A. Mäcke und Dipl.-Ing. W. Leutzbach, Aachen
Die Leistungsfähigkeit von Verkehrsanlagen des motorisierten städtischen Straßenverkehrs
1956, 98 Seiten, 35 Abb., 5 Tabellen, 1 Falttafel, DM 22,50

HEFT 294
Dipl.-Ing. B. Naendorf, Essen
Untersuchungen industrieller Gasbrenner
1956, 58 Seiten, 6 Abb., 3 Tabellen, DM 12,40

HEFT 295
Prof. Dr.-Ing. H. Opitz und Dipl.-Ing. H. Axer, Aachen
Untersuchung und Weiterentwicklung neuartiger elektrischer Bearbeitungsverfahren
1956, 42 Seiten, 27 Abb., DM 10,30

HEFT 296
Prof. Dr.-Ing. H. Opitz, Aachen
I. Untersuchungen an elektronischen Regelantrieben
II. Statische Untersuchungen zur Ausnutzung von Drehbänken
1956, 46 Seiten, 18 Abb., DM 10,40

HEFT 297
Dr. K. Schaarwächter, Düsseldorf
Die Reduktion von Siliziumtetrachlorid im Lichtbogen zur nachfolgenden Silizierung von Eisenblechen
in Vorbereitung

HEFT 298
Prof. Dr.-Ing. E. Oehler, Aachen
Untersuchung von kritischen Drehzahlen, die durch Kreiselmomente verursacht werden
1956, 50 Seiten, 35 Abb., DM 13,15

HEFT 299
Dr. J. Fassbender und W. Hoppe, Bonn
Eine photoelektrische Nachlaufeinrichtung für Analogie-Rechenmaschinen
1956, 20 Seiten, 8 Abb., DM 7,65

HEFT 300
Prof. Dr. E. Schütz und Privatdozent Dr. H. Caspers, Münster
Tierexperimentelle Untersuchungen über die Alkoholwirkungen auf Erregbarkeit und bioelektrische Spontanaktivität der Hirnrinde
1956, 44 Seiten, 6 Abb., 1 Tabelle, DM 9,55

HEFT 301
Prof. Dr. W. Weltzien, Dr. G. Cossmann und P. Diehl, Krefeld
Über die fraktionierte Füllung von Polyamiden (II)
1956, 54 Seiten, 1 Abb., 16 Tabellen, DM 11,30

HEFT 302
Prof. Dr.-Ing. W. Wegener und Dipl.-Ing. Willi Zahn, Aachen
Untersuchungen von gesponnenen Garnen auf ihre Gleichmäßigkeit nach verschiedenen Meßmethoden
in Vorbereitung

HEFT 303
Prof. Dr. Ing. S. Kiesskalt, Aachen
Das Institut für Forschungsgesellschaft Verfahrenstechnik e. V. an der Technischen Hochschule Aachen
1956, 76 Seiten, 20 Abb., 3 Tabellen, DM 16,40

HEFT 304
Prof. Dr.-Ing. K. Krekeler, Düsseldorf, und Dipl.-Ing. A. Kleine-Albers, Aachen
Beitrag zur thermoelastischen Warmformbarkeit von Hart PVC
in Vorbereitung

HEFT 305
Prof. Dr.-Ing. K. Krekeler, Düsseldorf, Dr.-Ing. H. Peukert, Aachen, und Dipl.-Ing. W. Schmitz, Siegburg
Heißgas-Schweißung von Hart-Polyvinylchlorid mit Zusatzwerkstoff
1956, 44 Seiten, 27 Abb., 5 Tabellen, DM 12,50

HEFT 306
Prof. Dr. B. Rensch, Münster
Elektrophysiologische Untersuchungen zur Analysierung der Bildung von Assoziationen und Gedächtnisspuren in Gehirn und Rückenmark
Prof. Dr. A. Loeser, Münster
Akute und chronische Giftwirkungen sauerstoffhaltiger Lösungsmittel
1956, 36 Seiten, 9 Abb., DM 8,90

HEFT 307
Privatdozent Dr. J. Juilfs, Krefeld
Vergleichende Untersuchungen zur elastischen und bleibenden Dehnung von Fasern
1956, 36 Seiten, 11 Abb., DM 8,30

HEFT 308
Privatdozent Dr. J. Juilfs, Krefeld
Zur Messung der Fadenglätte
1956, 22 Seiten, 10 Abb., 2 Tabellen, DM 8,—

HEFT 309
Prof. Dr. K. Cruse und Mitarbeiter, Clausthal-Zellerfeld
Aufbau und Arbeitsweise eines universell verwendbaren Hochfrequenz-Titrationsgerätes
1957, 48 Seiten, 29 Abb., DM 11,90

HEFT 310
Dr. P. F. Müller, Bonn
Die Integrieranlage des Rheinisch-Westfälischen Instituts für Instrumentelle Mathematik in Bonn
1956, 62 Seiten, 6 Abb., 30 Satzskizzen, DM 14,45

HEFT 311
Prof. Dr. F. Wever und Dr. M. Hempel, Düsseldorf
Dauerschwingfestigkeit von Stählen bei erhöhten Temperaturen
Teil I: Erkenntnisse aus bisherigen Dauerschwingversuchen in der Wärme
1956, 48 Seiten, 19 Abb., 2 Tabellen, DM 10,90

HEFT 312
Prof. Dr. F. Wever und Dr. M. Hempel, Düsseldorf
Dauerschwingfestigkeit von Stählen bei erhöhten Temperaturen
Teil II: Zug-Druck-Dauerschwingversuche an zwei warmfesten Stählen bei Temperaturen von 500 bis 650°
1956, 48 Seiten, 20 Abb., 3 Tabellen, DM 11,80

WESTDEUTSCHER VERLAG · KÖLN UND OPLADEN

HEFT 313
*Prof. Dr. F. Wever, Dr. W. Koch und
Dipl.-Phys. H. Rohde, Düsseldorf*
Änderungen des Habitus und der Gitterkonstanten des Zementits in Chromstählen bei verschiedenen Wärmebehandlungen
1956, 88 Seiten, 29 Abb., 8 Tabellen, DM 20,90

HEFT 314
Prof. Dr. F. Wever und Dr.-Ing. A. Krisch, Düsseldorf, und Dr.-Ing. H.-J. Wiester, Essen
Veränderungen im Gefügeaufbau von Chrom-Nickel-Molybdän-Stählen bei langzeitiger Beanspruchung im Zeitstandversuch bei 500°
1956, 48 Seiten, 26 Abb., 5 Tabellen, DM 11,70

HEFT 315
Prof. Dr. F. Wever und Dr.-Ing. A. Krisch, Düsseldorf
Metallkundliche Untersuchungen an Zeitstandproben
1956, 38 Seiten, 12 Abb., DM 9,15

HEFT 316
Dr. F. Keune, Aachen
Zusammenfassende Darstellung und Erweiterung des Aequivalenzsatzes für schallnahe Strömung
1956, 80 Seiten, 22 Abb., DM 17,90

HEFT 317
Dr.-Ing. J. Stelter, Aachen
Mikrobiologische Ultraschallwirkungen
in Vorbereitung

HEFT 318
Dipl.-Ing. H. Kickert, Aachen
Über die Ausbreitung von Ultraschall in Luft
in Vorbereitung

HEFT 319
Prof. Dr. C. Kröger, Aachen
Gemengereaktionen und Glasschmelze
in Vorbereitung

HEFT 320
Dr. H.-E. Caspary, Köln
Verwendung von Szintillationszählern anstelle von Zählrohren zur zerstörungsfreien Materialprüfung
1956, 42 Seiten, 13 Abb., 2 Tabellen, DM 10,10

HEFT 321
Prof. Dr. F. Wever, Düsseldorf, und Dr. W. Wepner, Köln
Gleichzeitige Bestimmung kleiner Kohlenstoff- und Stickstoffgehalte im α-Eisen durch Dämpfungsmessung
1956, 30 Seiten, 3 Abb., 4 Tabellen, DM 6,80

HEFT 322
Prof. Dr.-Ing. F. Bollenrath und Dipl.-Ing. W. Domke, Aachen
Eigenspannungen in vergüteten, dickwandigen Stahlzylindern nach Oberflächenhärtung mit induktiver Erwärmung
1956, 30 Seiten, 9 Abb., 2 Tabellen, DM 6,90

HEFT 323
Prof. Dr. R. Seyffert, Köln
Wege und Kosten der Distribution der Textilien, Schuh- und Lederwaren
1956, 98 Seiten, 37 Tabellen, 1 Falttaf., DM 12,—

HEFT 324
Prof. Dr.-Ing. H. Opitz, Dr.-Ing. E. Saljé und Dipl.-Ing. K. E. Schwartz, Aachen
Richtwerte für das Außenrund-Längs- und Einstechschleifen
1956, 62 Seiten, 44 Abb., 2 Tabellen, DM 13,85

HEFT 325
Prof. Dr. E. Schratz, Münster
Pharmakognostische Untersuchungen am Medizinal-Rhabarber
in Vorbereitung

HEFT 326
Prof. Dr.-Ing. E. Essers und Mitarbeiter, Aachen
Deichselkräfte an Lastzügen
in Vorbereitung

HEFT 327
Prof. Dr.-Ing. habil. K. Krekeler und Dr.-Ing. H. Peukert, Aachen
Beitrag zur thermoelastischen Formbarkeit von Polyäthylen
1956, 56 Seiten, 49 Abb., 9 Tabellen, DM 12,80

HEFT 328
Dr. H. Maeder, Belo Horizonte
Schweißen von Temperguß
in Vorbereitung

HEFT 329
Dipl.-Ing. A. Krüger, Karlsruhe, und Feuerwehr-Ing. R. Radusch, Dortmund
Wasserzerstäubung im Strahlrohr
1956, 86 Seiten, 21 Abb., 3 Tabellen, DM 18,65

HEFT 330
Dipl.-Physiker E. Pepping, Aachen
Die Durchflußzahl des Rechteckschlitzes in einer sehr großen Wand
in Vorbereitung

HEFT 331
Dipl.-Ing. G. Bretschneider, Ruit
Die Messung der wiederkehrenden Spannung mit Hilfe des Netzmodelles
in Vorbereitung

HEFT 332
Prof. Dr.-Ing. R. Jaeckel und Dr. G. Reich, Bonn
Messung von Dampfdrucken im Gebiet unter 10^{-2} Torr
1956, 42 Seiten, 16 Abb., 2 Tabellen, DM 10,40

HEFT 333
Prof. Dipl.-Ing. W. Sturtzel und Dr.-Ing. W. Graff, Duisburg
I. Der Flachwassereinfluß auf den Form- und Reibungswiderstand von Binnenschiffen
II. Der Flachwassereinfluß auf die Nachstrom- und Sogverhältnisse bei Binnenschiffen
1956, 44 Seiten, 14 Abb., DM 9,80

HEFT 334
Prof. Dr. W. Weizel und Dr. G. Meister, Bonn
Spektralanalyse durch Messung des Interferenz-Kontrastes
1956, 42 Seiten, DM 9,80

HEFT 335
Prof. Dr. W. Weizel und H. Hornberg, Bonn
Untersuchungen der anodischen Teile einer Glimmentladung
in Vorbereitung

HEFT 336
Dr. Tung-ping Yao, Aachen
Die Viskosität metallischer Schmelzen
in Vorbereitung

HEFT 337
Dr. R. Hoeppener und Dr. W. Bierther, Bonn
Tektonik und Lagestätten im Rheinischen Schiefergebirge
in Vorbereitung

HEFT 338
Prof. Dr.-Ing. W. Wegener, Aachen, und Dipl.-Ing. J. Schneider, M.-Gladbach
Die Bedeutung der Knotenart für die Herabminderung der Fadenbrüche
1957, 40 Seiten, 6 Abb., DM 9,80

HEFT 339
Prof. Dr.-Ing. W. Wegener und Dipl.-Ing. W. Zahn, Aachen
Vergleich des normalen mit verschiedenen abgekürzten Baumwollspinnverfahren in bezug auf Gleichmäßigkeit und Sortierungsstreuung der Garne
1956, 56 Seiten, 17 Abb., 17 Tabellen, DM 12,70

HEFT 340
Dipl.-Ing. W. Rohs und Dipl.-Ing. R. Otto, Bielefeld
Das Naßspinnen von Bastfasergarnen mit Spinnbadzusätzen unter Ausnutzung einer zentralen Spinnwasserversorgungsanlage
1956, 56 Seiten, 2 Abb., 6 Tabellen, DM 11,60

HEFT 341
Prof. Dr.-Ing. H. Winterhager und Dipl.-Ing. L. Werner, Aachen
Präzisions-Meßverfahren zur Bestimmung des elektrischen Leitvermögens geschmolzener Salze
1956, 44 Seiten, 19 Abb., 1 Tabelle, DM 10,60

HEFT 342
Prof. Dr.-Ing. H. Winterhager und Dipl.-Ing. W. Barthel, Aachen
Die Gewinnung von Titanschlackenkonzentraten aus eisenreichen Ilmeniten
in Vorbereitung

HEFT 343
Prof. Dr.-Ing. W. Petersen, Aachen, und Dipl.-Ing. S. Wawroschek, Aachen
Die zweckmäßigsten Gütebestimmungsverfahren und Brikettierungsbedingungen bei der Erzeugung von Braunkohlen-Eisenerz-Briketts
1956, 64 Seiten, 28 Abb., DM 13,95

HEFT 344
Prof. Dr.-Ing. W. Fucks, Aachen
Zur Deutung einfachster mathematischer Sprachcharakteristiken
1956, 38 Seiten, 12 Abb., DM 7,80

HEFT 345
Dipl.-Ing. G. Cerbe und Dipl.-Ing. H. Monstadt, Essen
Konvektive Trocknung mit gasbeheizter Luft und Trocknung durch Gasstrahler
in Vorbereitung

HEFT 346
Dipl.-Ing. O. Arnold, Aachen
Erfahrungen mit Kernbohrungen zur Lagerstättenuntersuchung im Erzbergbau
in Vorbereitung

HEFT 347
S. Ruff, F. Kipp, H. Hansteen und G. Müller, Bonn
Untersuchungen zur Frage der Gehörschädigungen des fliegenden Personals der Propellerflugzeuge
in Vorbereitung

HEFT 348
Prof. Dr.-Ing. E. Piwowarsky und Dr.-Ing. E. G. Nickel, Aachen
Metallurgie eines hochwertigen Gußeisens mit kompakter bis kugelförmiger Graphitausbildung
in Vorbereitung

HEFT 349
Dr.-Ing. W. A. Fischer, Dr.-Ing. H. Treppschuh und Dr.-Ing. K. H. Köthemann, Düsseldorf
Tiegel aus Schmelzmagnesia für Vakuuminduktionsöfen
in Vorbereitung

HEFT 350
Prof. Dr.-Ing. habil. K. Krekeler und Dr.-Ing. H. Peukert, Aachen
Das Spannungsverhalten der Kunststoffe bei der Verarbeitung
in Vorbereitung

HEFT 351
Prof. Dr.-Ing. H. Opitz, Dipl.-Ing. H. Axer und Dipl.-Phys. H. Rohde, Aachen
Zerspanbarkeit hochwarmfester und nichtrostender Stähle. Teil I
in Vorbereitung

HEFT 352
Dipl.-Ing. H. Fauser, Aachen
Fahrdynamik und Batterie-Arbeitsverbrauch von Akkumulatorenlokomotiven im Untertagebetrieb
in Vorbereitung

HEFT 353
Forschungsinstitut für Rationalisierung, Aachen
Schlagwortregister zur Rationalisierung
in Vorbereitung

HEFT 354
Dipl.-Ing. D. Wagener, Aachen
Auswirkungen neuer Gaserzeugungs-Verfahren unter Berücksichtigung der Auswirkung auf den Kokereibetrieb
in Vorbereitung

HEFT 355
Prof. Dr.-Ing. habil. K. Krekeler, Dr.-Ing. H. Peukert und Dipl.-Ing. A. Kleine-Albers, Aachen
Heißgas-Schweißungen von Weich-Polyvinylchlorid mit Zusatzwerkstoff
in Vorbereitung

HEFT 356
Dipl.-Phys. G. Gurke, Aachen
Aufbau einer Meßanlage für Untersuchungen elektrischer Gasentladung im Bereiche großer p. d.-Werte
1956, 38 Seiten, 13 Abb., DM 8,65

HEFT 357
Prof. Dr.-Ing. W. Fucks, Aachen
Mathematische Analyse der Formalstruktur von Musik
in Vorbereitung

HEFT 358
Prof. Dr. rer. nat. W. Weltzien, Dipl.-Chem. P. Ringel und Text.-Ing. H. Kirchhoff, Krefeld
Die Waschechtheit von Färbungen. Vergleichende Untersuchungen auf dem Gebiete der Echtheitsprüfung
in Vorbereitung

HEFT 359
Dr.-Ing. F. J. Meister, Düsseldorf
Veränderung der Hörschärfe, Lautheitsempfindung und Sprachaufnahme während des Arbeitsprozesses bei Lärmarbeitern
in Vorbereitung

HEFT 360
Dr.-Ing. E. Barz, Remscheid
Fertigungsverfahren und Spannungsverlauf bei Kreissägeblättern für Holz
in Vorbereitung

HEFT 361
Dipl.-Ing. H. F. Klein, Aachen
Die nichtstationären Strömungsvorgänge und der Wärmeübergang in einem Schwingfeuergerät
in Vorbereitung

HEFT 362
Prof. Dr. med. G. Lehmann und Dipl.-Phys. D. Dieckmann, Dortmund
Die Wirkung mechanischer Schwingungen (0,5 bis 100 Hertz) auf den Menschen
in Vorbereitung

WESTDEUTSCHER VERLAG · KÖLN UND OPLADEN

HEFT 363
Dr.-Ing. U. Domm, Frankenthal (Pfalz)
Über eine Hypothese, die den Mechanismus der Turbulenz-Entstehung betrifft
28 Seiten, 4 Abb., DM 6,45

HEFT 364
Prof. Dr. Th. Beste, Köln
Die Mehrkosten bei der Herstellung ungängiger Erzeugnisse im Vergleich zur Herstellung vereinheitlichter Erzeugnisse
in Vorbereitung

HEFT 365
Sozialforschungsstelle an der Universität Münster, Dortmund
Standort und Wohnort
in Vorbereitung

HEFT 366
Versuchsanstalt für Binnenschiffbau e. V., Duisburg
Bei Flachwasserfahrten durch die Strömungsverteilung am Boden und an den Seiten stattfindende Beeinflussung des Reibungswiderstandes von Schiffen
in Vorbereitung

HEFT 367
Dr. rer. nat. D. Horstmann, Düsseldorf
Der Angriff eisengesättigter Zinkschmelzen auf kohlenstoff-, schwefel- und phosphorhaltiges Eisen
in Vorbereitung

HEFT 368
Prof. Dr. phil. H. Kaiser, Dortmund
Entwicklung betriebsmäß.ger spektrochemischer Analysenverfahren für technische Gläser
in Vorbereitung

HEFT 369
Prof. Dr.-Ing. R. Jaeckel und Dipl.-Phys. F. J. Schittko, Bonn
Gasabgabe von Werkstoffen ins Vakuum
in Vorbereitung

HEFT 370
Dr. phil. habil. F. Schwarz, Köln
Physikochemische Grundlagen der Bildsamkeit von Kalken unter Einbeziehung des Begriffes der aktiven Oberfläche
in Vorbereitung

HEFT 371
Dr. phil. W. Lejeune, Köln
Beitrag zur statistischen Verifikation der Minderheiten-Theorie
in Vorbereitung

HEFT 372
Prof. Dr. phil. M. von Stackelberg, Bonn
Untersuchungen zur Ausarbeitung und Verbesserung von polarographischen Analysenmethoden. 2. Bericht
in Vorbereitung

HEFT 373
Dipl.-Ing. H. J. Koch, Essen
Druckgasfeuerung — ein Verfahren zum Betrieb von Gasfeuerstätten
in Vorbereitung

HEFT 374
Dr. E. Paproth, Krefeld
Paläontologische Bearbeitung der in den devonischen Schichten des Siegerlandes enthaltenen Faunen
in Vorbereitung

HEFT 375
Technischer Überwachungsverein e. V., Essen
Wanddickenmessungen mittels radioaktiver Strahlen und Zählrohrgerät
in Vorbereitung

HEFT 376
Technischer Überwachungsverein e. V., Essen
Wasserumlaufprobleme an Hochdruckkesseln
in Vorbereitung

HEFT 377
Technischer Überwachungsverein e. V., Essen
Versuche an Wanderrostkesseln mit befeuchteter Verbrennungsluft
in Vorbereitung

HEFT 378
Oberingenieur H. Stein, M.-Gladbach
Beobachtung und maßtechnische Erfassung der Vorgänge im Spinn- und Aufwindefeld von Ringspinn- und Ringzwirnmaschinen
in Vorbereitung

HEFT 379
Laboratorium für textile Meßtechnik, M.-Gladbach
Schußfadenspannung beim Weben
in Vorbereitung

HEFT 380
Dipl.-Phys. R. Trappenberg, Karlsruhe
Theoretische und experimentelle Untersuchungen zur Staubverteilung einer Rauchfahne
in Vorbereitung

HEFT 381
Dr. J. Juils, Krefeld
Zur Dichtebestimmung von Fasern. Methoden und Beispiele der praktischen Anwendung
in Vorbereitung

HEFT 382
Dr. phil. habil. P. Hölemann, Ing. R. Hasselmann und Ing. G. Dix, Dortmund
Die Messung von Flammen und Detonationsgeschwindigkeiten bei der explosiven Zersetzung von Acetylen in Rohren
in Vorbereitung

HEFT 383
Dr. phil. habil. P. Hölemann und Ing. R. Hasselmann, Dortmund
Verlauf von Azetylenexplosionen in Rohren bei Gegenwart von porösen Massen
in Vorbereitung

HEFT 384
Prof. Dr.-Ing. H. Opitz, Aachen
Schwingungsuntersuchungen an Werkzeugmaschinen
in Vorbereitung

HEFT 385
Prof. Dr.-Ing. H. Opitz, Aachen
Zerspanbarkeit hochwarmfester und nichtrostender Stähle. Teil II
in Vorbereitung

HEFT 386
Prof. Dr.-Ing. H. Opitz, Aachen
Standzeituntersuchungen und Verschleißmessungen mit radioaktiven Isotopen
in Vorbereitung

HEFT 387
Prof. Dr. med. W. Kikuth und Dozent Dr. med. L. Grün, Düsseldorf
Die Verhütung von Infektion durch Desinfektion des Raumes und der Raumluft
in Vorbereitung

HEFT 388
Prof. Dr. rer. nat. habil. W. Baumeister und Dr. rer. nat. H. Burghardt, Münster
Die Bedeutung der Elemente Zink und Fluor für das Pflanzenwachstum
in Vorbereitung

HEFT 389
Prof. Dr.-Ing. habil. H. Fink und K. W. Hoppenhaus, Köln
Die biologische Eiweiß-Synthese von höheren und niederen Pilzen und die alimentäre Lebernekrose der Ratte
in Vorbereitung

HEFT 390
Dr.-Ing. J. Endres und Dr.-Ing. G. Hiebel, München
Berechnung der optimalen Leistungen, Kraftstoffverbräuche und Wirkungsgrade von Luftfahrt-Gasturbinen-Triebwerken am Boden und in der Höhe bei Fluggeschwindigkeiten von 0–2000 km/h und bei vorgegebenen Düsenausströmgeschwindigkeiten
in Vorbereitung

HEFT 391
Prof. Dr. phil. F. Wever, Dr. phil. W. Koch und Dipl.-Chem. F. Stricker, Düsseldorf
Die quantitative spektrographische Analyse von Gasgemischen aus Kohlenmonoxyd, Wasserstoff und Stickstoff
in Vorbereitung

HEFT 392
Prof. Dr. phil. F. Wever u. a., Düsseldorf
Untersuchungen über den Konverterrauch im Hinblick auf die spektrale Überwachung des Thomasprozesses
in Vorbereitung

HEFT 393
Dr.-Ing. O. Viertel und S. Brückner-Lucas, Krefeld
Arbeitszeitstudien an Haushaltwaschmaschinen

HEFT 394
Privatdozent Dr. med. W. Koch, Münster
Die Ablagerung radioaktiver Substanzen im Knochen
in Vorbereitung

HEFT 395
Dipl.-Ing. L. Hahn, Clausthal-Zellerfeld
Untersuchungen zur Frage des optimalen Bohrloch- und Patronendurchmessers
in Vorbereitung

HEFT 396
Prof. Dr.-Ing. F. Schultz-Grunow, Dr.-Ing. A. Jogerich, Essen, Dipl.-Ing. H. Meyer, cand. ing. P. Sand, Aachen
Untersuchungen des Luftwiderstandes von Güterwagen
in Vorbereitung

HEFT 397
Techn.-Wissenschaftliches Büro für die Bastfaserindustrie, Bielefeld
Ungleichmäßigkeiten in Bändern von Bastfaserkarden, ihre Ursachen und Auswirkungen
in Vorbereitung

HEFT 398
Prof. Dr. habil. H. E. Schwiete, Aachen, u. a.
Einlagerungsversuche an synthetischem Mullit I. — Die Zusammensetzung der Schmelzphase in Schamottesteinen I
in Vorbereitung

HEFT 399
Prof. Dr. habil. H. E. Schwiete und Dr.-Ing. R. Vinkeloe, Aachen
Möglichkeiten der quantitativen Mineralanalyse mit dem Zählrohrgerät unter besonderer Berücksichtigung der Mineralgehaltsbestimmung von Tonen
in Vorbereitung

HEFT 400
Prof. Dr. phil. W. Fuchs und Dipl.-Chem. H. Weyerstrass, Aachen
Entwicklung eines Heißfilters zur Reinigung von Gichtgas eines mit Kohle betriebenen Niederschachtofens
in Vorbereitung

HEFT 401
Prof. Dr.-Ing. M. Lipp und Dipl.-Chem. G. Frielingsdorf, Aachen
Darstellung reaktionsfähiger Verbindungen des Camphansystems und Versuche zu deren Fluorierung
in Vorbereitung

HEFT 402
Prof. Dr. W. Linke, Aachen
Die Wärmeübertragung durch Thermopane-Fenster
in Vorbereitung

HEFT 403
Prof. Dr.-Ing. P. Denzel und Dipl.-Ing. W. Cremer Aachen
Verbesserung der Benutzungsdauer der Höchstlast in ländlichen Netzen durch Anwendung elektrischer Geräte in der Landwirtschaft
in Vorbereitung

HEFT 404
Prof. Dr. R. Jaeckel und Dipl.-Phys. F. Gross, Bonn
Die Löslichkeit von Gasen in schwerflüchtigen organischen Flüssigkeiten
in Vorbereitung

HEFT 405
Prof. Dr.-Ing. H. Opitz und Dipl.-Ing. H. Schuler, Aachen
Untersuchungen für einen Wirtschaftlichkeitsvergleich der Feinbearbeitungsverfahren
in Vorbereitung

HEFT 406
W. Kirsch, Remscheid
Entwicklungsarbeiten auf dem Gebiete des Korrosionsschutzes
in Vorbereitung

HEFT 407
Prof. Dr.-Ing. H. Schenk, Aachen und Dr.-Ing. W. Wenzel, Bad Godesberg
Entwicklungsarbeiten auf dem Gebiete der Verhüttung von Erzstaub in Schmelzkammern
in Vorbereitung

HEFT 408
Prof. Dr. phil. F. Wever, Dr.-Ing. W. Lueg und Dr.-Ing. H. G. Müller, Düsseldorf
Kraft- und Arbeitsbedarf beim Warmscheren von Stahl in Abhängigkeit von Temperatur und Schnittgeschwindigkeit
in Vorbereitung

WESTDEUTSCHER VERLAG · KÖLN UND OPLADEN

HEFT 409
Prof. Dr. phil. F. Wever, Dr. phil. W. Koch, Dr. rer. nat. Ch. Ilschner-Gensch und Dipl.-Phys. H. Rohde, Düsseldorf
Das Auftreten eines kubischen Nitrids in aluminiumlegierten Stählen
in Vorbereitung

HEFT 410
Prof. Dr. phil. F. Wever, Prof. Dr. rer. techn. A. Kochendörfer, Dr. phil. nat. M. Hempel, Düsseldorf und Dipl.-Phys. E. Hillenhagen, Köln
Biegewechselversuche mit Flachproben aus Alpha-Eisen-Einkristallen zur Bestimmung der Wechselfestigkeit und der Gleitspuren
in Vorbereitung

HEFT 411
Prof. Dr. W. Halbsguth und Dr. L. Sommer, Franfurt/M.
Grundlegende Versuche zur Keimungsphysiologie von Pilzsporen
in Vorbereitung

HEFT 412
Prof. Dr.-Ing. H. Opitz, Aachen
Kennwerte und Leistungsbedarf für Werkzeugmaschinengetriebe
in Vorbereitung

HEFT 413
Prof. Dr.-Ing. H. Opitz, Aachen
Richtwerte für das Fräsen von unlegierten und legierten Baustählen mit Hartmetall, Teil II
in Vorbereitung

HEFT 414
Dr. med. H. K. Parchwitz und Dr. med. C. Winkler, Bonn
Speicherung organischer Farbstoffe und künstlich radioaktiver Substanzen in Geschwülsten
in Vorbereitung

HEFT 415
Prof. Dr.-Ing. W. Paul, Dr. rer. nat. O. Osberghaus und Dipl.-Phys. E. Fischer, Bonn
Ein Ionenkäfig
in Vorbereitung

HEFT 416
Oberreg.-Gewerberat Dipl.-Ing. G. Steinicke, Hamburg
Die Wirkung von Lärm auf den Schlaf des Menschen
in Vorbereitung

HEFT 417
Prof. Dr.-Ing. habil. E. Rößger, Berlin
I. Teil: Die Entwicklung des Weltluftverkehrs, Ergänzungsbericht 1954
II. Teil: Die zivile Luftfahrtpolitik der USA
in Vorbereitung

HEFT 418
O. Gdaniec, Mülheim/Ruhr
Über die Randlochkarte als Hilfsmittel in der Dokumentation
in Vorbereitung

HEFT 419
K. Brooks
Die Messungen der Reflexionseigenschaften künstlicher und natürlicher Materialien mit quasi-optischen Methoden bei Mikrowellen
in Vorbereitung

HEFT 420
M. Vogel
Das Spektralgebiet zwischen dem langwelligen Ultrarot und Mikrowellen
in Vorbereitung

HEFT 421
ORR Dipl.-Volkswirt Dr. H. Rogmann, Düsseldorf
Die Erforschung der Verkehrskonjunktur und der langzeitigen Dynamik in der Verkehrswirtschaft (Zusammenfassung der eingegangenen Stellungnahmen und Vorschläge)
in Vorbereitung

WESTDEUTSCHER VERLAG · KÖLN UND OPLADEN

If you have any concerns about our products,
you can contact us on
ProductSafety@springernature.com

In case Publisher is established outside the EU,
the EU authorized representative is:
**Springer Nature Customer Service Center GmbH
Europaplatz 3, 69115 Heidelberg, Germany**

Printed by Libri Plureos GmbH
in Hamburg, Germany